北京市中小学生营养素养调查报告

（2022—2023学年度）

主编　段佳丽　郭丹丹　刘晓峰

中国协和医科大学出版社
北　京

图书在版编目（CIP）数据

北京市中小学生营养素养调查报告. 2022-2023学年度 / 段佳丽, 郭丹丹, 刘晓峰主编. -- 北京：中国协和医科大学出版社, 2025. 5. -- ISBN 978-7-5679-2664-6

Ⅰ. R153.2

中国国家版本馆CIP数据核字第2025YT6333号

主　　编　段佳丽　郭丹丹　刘晓峰
策　　划　杨　帆
责任编辑　杨小杰
封面设计　邱晓俐
责任校对　张　麓
责任印制　黄艳霞
出版发行　**中国协和医科大学出版社**
（北京市东城区东单三条9号　邮编100730　电话010-65260431）
网　　址　www.pumcp.com
印　　刷　廊坊市佳艺印务有限公司
开　　本　889mm×1194mm　1/32
印　　张　5.625
字　　数　100千字
版　　次　2025年5月第1版
印　　次　2025年5月第1次印刷
定　　价　70.00元

编者名单

主　编　段佳丽　郭丹丹　刘晓峰

副主编　于　博　喻颖杰　陈　东

编　者　（按姓氏笔画排序）

于　博　马　蕊　马建新　王　芸　王　玮
王小英　巴　蕾　田凯琦　刘　媛　刘晓峰
齐　迹　闫　乐　闫　雪　江　南　芦　丹
李　洋　李龙建　李明颖　何海蓉　张　杰
张冬然　张海玲　陈　东　陈　静　陈东宛
陈忠辉　赵　振　赵　颖　赵敬敬　段佳丽
姚若雪　姚晓园　袁文新　顾凯辰　徐得月
高一歌　郭丹丹　郭馨月　唐晓敏　黄梨煜
喻颖杰　甄国新　滕克强

前　言

目前我国儿童、青少年面临营养缺乏和营养失衡双重挑战。《中国居民营养与慢性病状况报告（2020）》显示，6～17岁儿童、青少年超重率和肥胖率分别为11.1%和7.9%，相较于2015年分别上升了0.5个百分点和1.0个百分点。《2015—2017年中国居民营养与健康状况监测报告》显示，相较于2010—2012年，我国6～17岁儿童、青少年豆类及其制品的摄入频率降低。同时，我国6～11岁儿童、青少年蔬菜、水果、奶及奶制品摄入量远低于《中国学龄儿童膳食指南（2022年）》各类食物的推荐量。研究显示，北京市6～15岁儿童、青少年每天摄入零食≥3次者占37.7%，饮料消费频率与消费量也高于全国6～17岁儿童、青少年水平。

营养素养是健康素养的特定形式，是指个体获取、分析和理解基本营养信息和服务，并运用这些信息和服务做出正确营养决策，以维护和促进自身营养与健康的能力。儿童、青少年饮食行为的发展与个体营养素养密切相关，受个体对食物营养相关知识理念的认识，以及选择食物、制作食物、摄入食物等技能的影响。较高的营养素养有助于儿童、青少年养成良好的饮食行为和习惯，配合良好的家庭食物环境和社会环境等因素，可促进儿童、青少年的健康发展。

营养健康知识是营养素养的重要组成部分。《健康北京行动（2020—2030年）》显示，预期2030年居民营养健康知识知晓率比2022年提高10%。结合北京市卫生健康委员会、北京市教委发布的《“营”在校园——北京市平衡膳食校园健康促进行动工作方案（2021—2025年）》提出的要求，编者团队开展了北京市2022—2023学年度中小学生营养素养调查。

本调查获得了北京市疾病预防控制中心伦理委员会批准［批准号：2022第（15）号］。本报告依据2022—2023学年度北京市中小学生营养素养调查数据，描述和分析了北京市中小学生营养素养水平与社会人口学特征、家庭食物环境、饮食行为及健康状况的关系。结果可为北京市各级卫生、教育部门制定中小学生营养改善计划和措施提供科学依据。

编　者

2024年7月

目　录

一、

调查目的

1. 了解北京市中小学生营养素养及家庭食物环境现状。

2. 掌握社会人口学特征、家庭食物环境、饮食行为、健康状况与营养素养水平的关系。

3. 为北京市各级卫生、教育部门制定中小学生营养改善计划和措施提供科学依据。

二、

调查内容和方法

（一）抽样方法及调查对象

1. 抽样方法

采用多阶段分层整群抽样方法，公式为$n=\mu^2\pi(1-\pi)/\delta^2$。根据相关报告，2021年北京市居民健康素养率为36.4%，中小学生健康素养率虽未见报告，但视同不低于居民健康素养率。取$\mu=1.96$，$\delta=0.15\pi$，代入公式，求出$n=299$。中小学生按学段分为3层（小学、初中、高中），地区分为2层（城区、郊区），性别分为2层（男、女），共12层。无效问卷和无应答率估计为10%，多阶段整群抽样的设计效应（DEFF）=2.7，计算得出样本量为10 764人。

本次调查的总体是北京市小学、初中、高中全体学生，16个区（除经济技术开发区）参与调查，故每区每年级约调查60人，约720人/区（抽样流程见图2-1）。

小学、初中抽样过程分为3个阶段。

第一阶段：东城区、西城区、石景山区各选取2个街道（因其无乡镇），其余区选取1个街道和1个乡镇。

第二阶段：在选中的街道/乡镇上，各选取1所小学和初中，共2所小学、2所初中。

第三阶段：抽中小学的一至六年级、初中的一至三年级纳入调查。在每所学校各年级选取1个班级（至少30人），抽中班级的全体学生为调查对象。

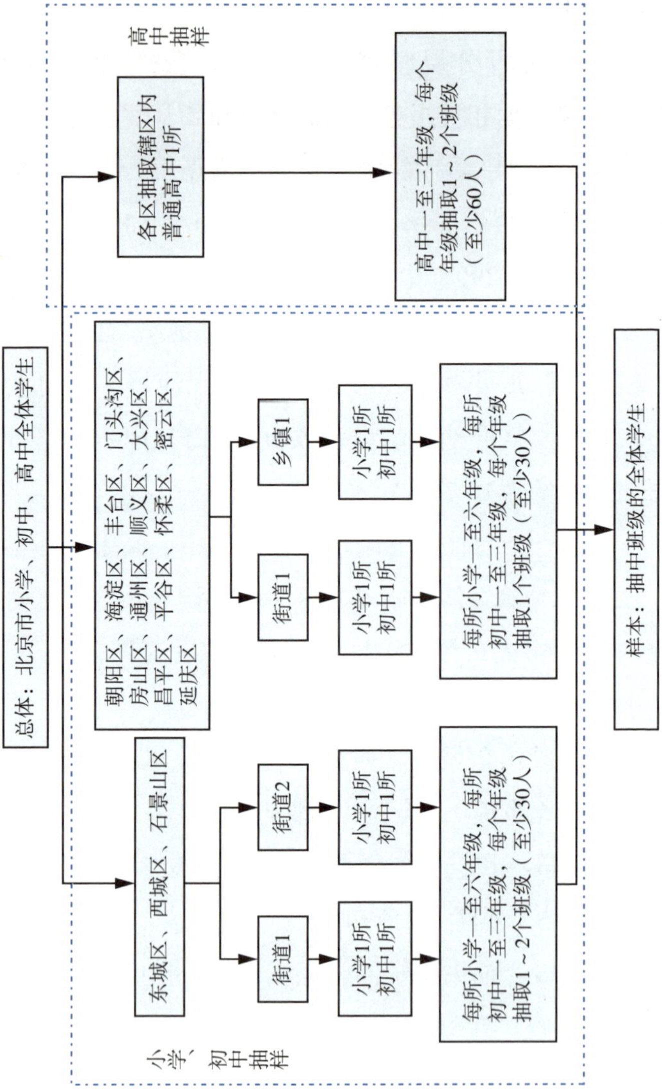
总体：北京市小学、初中、高中全体学生
高中抽样
各区抽取辖区内普通高中1所
高中一至三年级，每个年级抽取1～2个班级（至少60人）
小学、初中抽样
朝阳区、海淀区、丰台区、门头沟区、房山区、通州区、顺义区、大兴区、昌平区、平谷区、怀柔区、密云区、延庆区
街道1
乡镇1
小学1所 初中1所
小学1所 初中1所
每所小学一至六年级，每所初中一至三年级，每个年级抽取1个班级（至少30人）
东城区、西城区、石景山区
街道1
街道2
小学1所 初中1所
小学1所 初中1所
每所小学一至六年级，每所初中一至三年级，每个年级抽取1～2个班级（至少30人）
样本：抽中班级的全体学生

图 2-1　抽样工作流程

高中因是全区招生，视为全区学生的混合样，抽样过程分为2个阶段。

第一阶段：从辖区内选取1所普通高中。

第二阶段：抽中高中的一至三年级纳入调查。在各年级抽取1～2个班级（至少60人），抽中班级的全体学生为调查对象。

2. 调查对象

（1）学生

纳入标准：同时满足以下要求者。①属于抽中班级的学生。②学生调查前一周饮食、身体活动与平常无异。③同意接受此项调查。

排除标准：有以下情况之一者。①休学的学生。②学生调查前一周饮食、身体活动发生明显变化（如长假）。③不接受此项调查。

（2）家长

纳入标准：同时满足以下要求者。①被抽中学生的家长。②家长为学生的主要照护者。③同意接受此项调查。

排除标准：有以下情况之一者。①被抽中学生为休学的学生。②家长不是学生的主要照护者。③不接受此项调查。

（二）调查内容

现场调查于2022年10月—2023年5月进行，包括以下核心内容。

（1）学生基本情况及社会人口学信息：包括学校、年级、性别、出生日期、家庭结构、家庭食物支出占比、主要照护者受教育水平，其中社会人口学信息由主要照护者填写。

（2）学生营养素养水平：包括食物营养相关知识理念、选择食物、制作食物、摄入食物四个维度。

（3）家庭食物环境：包括家庭食物可获得性、家庭喂养模式、家庭食物规则、家庭饮食行为、主要照护者营养健康素养五个维度。

（4）学生饮食行为情况：包括过去一周内摄入粗杂粮、水果、蔬菜、菌藻类、奶制品、大豆制品、水产品、动物肝脏、含糖饮料、早餐、油炸食品、西式快餐、零食的次数，以及过去24小时内摄入的食物种类。

（5）学生体格发育与健康状况：包括身高、体重、血红蛋白。另有东城、朝阳、海淀、怀柔、通州、顺义、房山7个区学生的腰围和血压。

（三）调查方法

采用匿名问卷调查方式，使用北京大学公共卫生学院制定的信效度较好的“学龄儿童营养素养及饮食行为调查问卷”，对全体调查对象进行营养素养水平和饮食行为评价，以及“学龄儿童家庭食物环境调查问卷”，对学生的家庭食物环境进行评价。

所有调查对象的身高、体重、血红蛋白的相关信息通过常规体检收集，另有东城、朝阳、海淀、怀柔、通州、顺义、房山7个区的调查对象由调查人员进行腰围（测量2次，取平均值）和血压（测量3次，取平均值）测量。

负责调查的各区疾病预防控制中心工作人员应取得当地教育部门及抽样学校的密切配合，在被调查学生及其家长签署知情同意书后方可进行调查。学生问卷利用在校时间，组织学生在班级集中填写完成，调查人员进行指导。家长问卷由学生带回家，由学生的主要照护者填写完成后班主任统一收集齐上交。

（四）统计分析方法

应用EpiData 3.0软件对数据进行双录入，数据库经逻辑检错、整理后，采用SPSS 19.0软件进行统计学分析。统计描述时，使用“率”来描述频率及分类资料，如营养素养各维度达标率、营养素养是否达标、家庭食物环境各维度及格率、家庭食物环境是否及格、食物摄入频率等。因为存在缺省值，有些变量的样本量小于总体样本量。

三、

质量控制

（一）市级质量控制

北京市疾病预防控制中心制定统一的工作方案、调查问卷和工作流程，并进行市级培训，在调查前对监测点开展现场调查的能力进行考核，调查中对现场进行检查与督导，做好各项工作的质控记录。

（二）区级质量控制

组织区级培训，负责相应现场的检查与督导，做好各项工作的质量控制记录。

（三）问卷质量控制

区级质量控制员检查所有调查表，是否有漏项、错项，发现问题要及时核对、纠正，在审核员处签字，并抽取50%的问卷填写问卷质量控制表格。市级质量控制员抽取10%的调查表进行审核，检查调查表的填写情况，发现问题及时与监测点负责人及调查员交换意见并确定解决方法，同时将结果记录在质量控制表格上。

（四）体检质量控制

所有测量员均须考核合格后上岗。腰围测量时，要配备2名工作人员，便于纠正姿势、核对读数、防止差错。市级质量控制员应对区监测点每个测量员的腰围测量值进行复核，每个测量员的复核人数为10人，复核结果记录在腰围质量控制检查结果记录表上。10个腰围读数至少有6个读数的差值在±2cm之间为合格。质量控制员应与不合格测量员进行讨论，必要时进行再培训，以保证测量质量。

血压测量前应确认调查对象是否符合血压测量条件，包括避免饮用茶、咖啡等饮品及影响血压的药物（降压药除外）等；测量前30分钟应精神放松，排空膀胱；测量前1小时内避免剧烈的运动或锻炼等；让调查对象静坐5分钟后进行血压测量。同时保证血压计处于良好的工作状态，现场环境安静，按照血压测量的技术和步骤要求进行测量，每个调查对象测量3次。市级质量控制员应在每个监测区对血压测量进行现场督导，包括测量环境是否安静、袖带位置是否准确、每个调查对象是否按要求测量3次、测量前是否静坐等。

（五）数据质量控制

在现场调查、问卷审核时应尤其注意有无漏项、逻辑错误，发现错误及时复核、纠正。数据由专业录入公司进行录入，录入后对异常值进行清理。

四、

调查问卷说明及指标体系

（一）问卷编码

编码是调查对象的“身份证”，一人对应唯一的编码，不能重复。本调查有两套编码，即学生编码和家长编码。

1. 学校编码

学校编码为4位，前3位为区代码（表4-1），第4位为学校代码（两所小学分别为1、2，两所初中分别为3、4，一所高中为5）。如果是一贯制学校，仍应将小学、初中、高中区分开。例如，东城区有某所九年一贯制学校，将其小学部代码定为1，初中部代码定为3，即学校编码分别为1011、1013。

表4-1 各区代码

区	代码	区	代码	区	代码	区	代码
东城区	101	石景山区	107	通州区	112	怀柔区	116
西城区	102	海淀区	108	顺义区	113	平谷区	117
朝阳区	105	门头沟区	109	昌平区	114	密云区	118
丰台区	106	房山区	111	大兴区	115	延庆区	119

2. 学生编码

学生编码为9位，位于学龄儿童营养素养及饮食行为调查问卷右上角和医学体检表右上角，编码第1～3位是区代码，第4位是学校代码，第5～6位是学生入学年份（小学17～22，初中20～22，高中20～22），第7位是班级代码（3个班级分别为1、2、3），第8、9位是学生顺序号。东城区1号学校2020级1号班级序号为01的学生编码如图4-1所示。

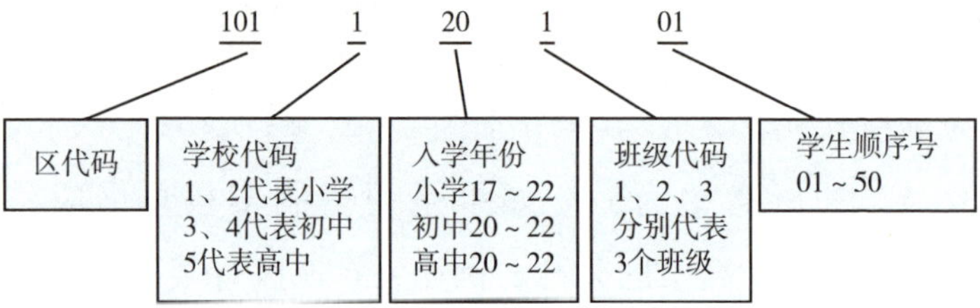

图4-1　学生编码示例

3. 家长编码

家长编码为10位，位于学龄儿童家庭食物环境调查问卷右上角，在学生编码前加上P即可，家长编码跟学生编码相对应，如P101120101。

（二）问卷及赋分说明

1. 学生基本情况

（1）学校。

（2）年级。

（3）班级。

（4）顺序号，为班级内统一编号，方便调查员计数，一般建议与学生编码最后两位的学生顺序号一致。

（5）性别。

（6）民族。

（7）出生日期，指公历出生日期（数据分析时根据调查日期和出生日期计算周岁年龄。如果调查当天已过当年生日，调查年份减去出生年份的差值为学生的周岁年龄。如果调查当天未过当年生日，调查年份减去出生年份的差值再减1为学生的周岁年龄）。

（8）是否住校。

2. 社会人口学信息

（1）孩子的主要照护者，如为其他亲友或保姆需注明，可多选。

（2）是否为孩子的主要照护者，规定学龄儿童家庭食物环境调查问卷由其主要照护者填写。

（3）与孩子的关系。

（4）母亲婚姻状况，如为其他需注明。

（5）母亲民族。

（6）母亲出生日期，指公历出生日期（数据分析时母亲年龄计算方法同学生）。

（7）母亲身高，单位为厘米（cm），保留一位小数。

（8）母亲体重，单位为千克（kg），保留一位小数。

（9）母亲是否和孩子生活在一起，如选否需注明是外出工作或其他原因。

（10）父亲婚姻状况、民族、出生日期（指公历出生日期）、身高、体重、是否和孩子在一起生活，填写方法同母亲。

（11）受教育水平，填写序号，父母受教育水平为必填项，如孩子的主要照护者选择了其他亲友或保姆，此处的其他主要照护者也需要选择受教育水平。①未接受正规学校教育。②小学未毕业，最高一级教育为小学，但未毕业。③小学毕业，最高一级教育为小学毕业。④初中毕业，最高一级教育为初中毕业。⑤高中/中专/技校毕业，最高一级教育为高中/中专/技校毕业。⑥大专毕业，最高一级教育为大专毕业。⑦本科毕业，最高一级教育为本科毕业。⑧硕士研究生及以上，最高一级教育为硕士研究生毕业，以及高于该教育程度。

（12）职业，填写序号，父母职业为必填项，如孩子的主要照护者选择了其他亲友或保姆，此处的其他主要照护者也需要选择职业。

（13）户口类型，填写序号，父母的户口类型为必填项，如孩子的主要照护者选择了其他亲友或保姆，此处的其他主要照护者也需要选择户口类型。

（14）家庭人口，一共几个孩子，调查对象排行第几，家里有几口人，几代人共同居住。

（15）家庭食物支出占家庭总支出的比例。

（16）带孩子外出旅行的次数，时间为过去一年内，旅行时长超过一天。

（17）家里有几辆轿车，指非经营用轿车。

（18）孩子是否有单独的卧室。

3. 学生营养素养水平

赋分变量原则上每题2分，Likert 5级评分题按照0、0.5、1、1.5、2进行赋分，负性问题反向赋分，连线题每题1分。营养素养水平包括四个维度，小学三、四年级满分96分，小学五年级及以上满分102分，具体情况如下。

（1）食物营养相关知识理念（共32分）

条目6、9、25、26、28、29、30为正向赋分题，包括对儿童期合理营养与成年后健康密切相关、关注营养健康相关的信息、主动和家人/同伴讨论营养健康相关信息、人的饮食行为会影响自然环境等问题的认同等级。

条目5、7、8、27为反向赋分题，包括对我的健康和行为应该由家长来决定、选择食物时会受食品广告的影响、蔬菜水果营养价值、乳饮料属于奶制品等问题的认同等级。

条目44～48为连线题，将左边的食物和右边的食物分类正确连线。土豆对应谷薯杂豆类、鲤鱼对应动物性食物、西兰花对应蔬菜水果类、黄豆豆浆对应大豆类和坚果，连线正确得1分。

条目43为选择题，农作物和食物对应错误的是哪一项？选④得2分。

条目49为选择题，食物及其富含的营养素对应错误的是哪一项？选④得2分。

条目54为选择题，中国居民平衡膳食宝塔最底下的一层是什么？选③得2分。

（2）选择食物（小学三、四年级24分，小学五年级及以上26分）

条目31～37为正向赋分题，包括对我通常自己决定吃什么食物、在选择食物时总会考虑是否营养、会陪同家人去超市/市场购买食物、从健康角度建议家庭食物摄入种类、在家里或学校种植过农作物、会规划食物且很少浪费食物、购买食品时关注包装上的食品标签等问题的认同等级。

条目10为反向赋分题，对有虫眼的蔬菜水果证明农药残留少问题的认同等级。

条目55为选择题，如果同学想约你去吃路边摊烧烤，周边环境并不卫生，你会怎么做？选③得2分。

条目56为选择题，假如你的家人患有较严重的糖尿病，听别人劝说正准备停药吃保健品，你会怎么做？选③得2分。

条目57～59为关于食品标签的选择题，选①①③得6分，其中条目59小学三、四年级跳过此题。

（3）制作食物（10分）

条目11、12、38、39为正向赋分题，包括对剩饭要彻底加热后才能吃、没吃完的菜应及时放冰箱不要等冷却、我会和家人一起做饭、我吃东西前会洗手等问题的认同等级。

条目13为反向赋分题，对厨房切生肉的案板洗净后就能切熟肉问题的认同等级。

（4）摄入食物（小学三、四年级30分，小学五年级及以上34分）

条目16、19、40 ～ 42为正向赋分题，包括对蔬菜水果应占每天摄入食物的一半（重量）、用酱或酱油替代食盐有利健康、没有体育课时我也会去运动、我至少每周会测量一次体重、我会遵守餐桌礼仪等问题的认同等级。

条目14、15、17、18、20 ～ 24为反向赋分题，包括对早饭时间不饿就不吃了中午多吃点就行、餐厅食物种类多样比家庭食物更营养、奶是只有婴幼儿才必需的食物、长身体要多吃肉、不渴的时候不用喝水、运动后应喝运动饮料、小孩胖一点不影响健康、边吃饭边看手机或电视一举两得、吃饭快慢对健康影响不大等问题的认同等级。

条目60为选择题，《中国居民膳食指南》建议每天吃200 ～ 350克的水果，以下哪个选项不能达到推荐量？选②得2分，小学三、四年级跳过此题。

条目61为选择题，认为以下哪种是比较健康的零食？选③得2分。

条目64为选择题，体重指数（body mass index，BMI）计算公式为BMI＝体重（kg）/［身高（m）］^{2}。选①得2分，小学三、四年级跳过此题。

4. 家庭食物环境

赋分变量原则上每题2分，Likert 5级评分题按照0、0.5、1、1.5、2进行赋分，负性问题反向赋分。个别变量包含多个子题目，每个子题目赋1分。家庭食物环境包括五个维度，满分117分，具体情况如下。

（1）家庭食物可获得性（16分）

条目36～39为反向赋分题，近一个月来，家里给孩子提供甜食、含糖饮料、高脂肪食物、高盐食物的频率问题。

条目40～43为正向赋分题，近一个月来，家里给孩子提供新鲜蔬菜、新鲜水果、薯类及粗杂粮、乳类及制品的频率问题。

（2）家庭养育模式（34分）

条目44～46、55～58为正向赋分题，近一个月来，家长是否负责孩子在家的饮食，决定孩子吃多少和吃什么，监督孩子少吃甜食、零食、高脂食品和少喝饮料的频率问题。

条目47～54、59、60为反向赋分题，近一个月来，家长必须保证孩子不会吃太多甜食、高脂食品、特别喜欢吃的食物；有意识地不让孩子接触某些食品；总是让孩子必须吃光其碗里所有的饭菜；确定孩子的饱腹状态或强迫进食等；孩子表现好，我会奖励给他/她甜食或通过给孩子喜欢的食品，以鼓励他/她好好表现等行为的频率问题。

（3）家庭食物规则（24分）

条目64 ～ 75为反向赋分题，涉及家里是否有规定每餐的进食分量，无特殊情况时家人要一起吃饭，吃饭的时候不能看电视/电脑/手机等，限制吃甜食、喝含糖饮料、吃油炸食品、吃零食、在外就餐和吃外卖食物，多吃鱼类、水果、粗杂粮，孩子要和大人一起准备餐食和清洗餐具的要求或规定的频率问题。

（4）家庭饮食行为（13分）

条目76、79、80为正向赋分题，过去一周内，家人一起在家吃饭；在家吃饭时，家人会讨论营养与健康话题；跟孩子一起吃饭时，大人会有意识地或尽量做到健康饮食行为的频率。

条目78为反向赋分题，在家吃饭时，家里人会一边吃饭一边看电子屏幕的频率。

条目81为选择题，在家吃饭时，一顿饭花费的平均时间？选④得2分。

条目82 ～ 84为选择题，家里最常用的烹调方式是？不考虑顺序，选①②④各得1分。

（5）主要照护者营养健康素养（30分）

条目85、87、90为正向赋分题，包括对购买食物的时候会查看外包装上的食品标签；日常膳食中会注意荤素搭配；希望减少食物摄入来控制体重，朋友或家人劝我进食的时候，我能拒绝等问题的认同等级。

条目86、88、89、91为反向赋分题，包括对看到相互矛盾的营养健康建议时，会觉得困惑，不知道该怎么做；摄入高糖、高脂肪食物能心情愉悦；心情不好或无聊的时候，会吃高糖、高脂肪食物；比起蔬菜水果，觉得高糖、高脂肪食物的味道更好等问题的认同等级。

条目92为选择题，《中国居民膳食指南》推荐平均每天至少需要摄入多少种食物？选②得2分。

条目93为选择题，有以下两个品种的牛奶，观察它们的营养成分表，觉得哪个品种更适合超重、肥胖的人？选①得2分。

条目94为选择题，对于孩子是否需要加餐或零食的态度，选②得2分。

条目95为选择题，觉得孩子每天至少应该有多长时间中等强度以上身体活动？选②得2分。

条目96为选择题，觉得孩子非学习目的（游戏或娱乐）使用电子产品每天累计不宜超过多长时间？选③得2分。

条目97为选择题，觉得孩子每天至少要保证多长时间睡眠？6～12岁≥9小时，选④⑤得2分；13～17岁≥8小时，选③④⑤得2分。

条目98为选择题，您会定期给孩子测量身高、体重吗？选①得2分。

条目99为选择题，在过去一年内，您是否接受过儿童营养相关健康教育课程或指导？选①得2分。

5. 学生饮食行为情况

条目50为选择题，数一数你昨天吃了多少种食物？0～3种①、4～7种②、8～11种③、12种及以上④。

条目107～135为过去一周内摄入各种食物的频率，包括主食（杂粮、薯类、杂豆）、蔬菜（深色蔬菜、菌类、藻类）、水果（深色水果）、畜肉、禽肉、动物内脏、水产动物、海产动物、蛋类、奶制品、大豆制品，以及甜食、含糖饮料、油炸食品、早餐、零食、外出就餐、西式快餐、饮酒、和家人一起吃饭等的频率。

6. 学生体格发育与健康状况

条目1～4为基本信息，包括学生学校、年级、班级、顺序号、性别、出生及体检日期（指公历体检日期）。

条目5，身高，单位为厘米（cm），保留一位小数。

条目6，体重，单位为千克（kg），保留一位小数。

条目7，血红蛋白，单位为克每升（g/L）。

条目8，裸眼视力，分左眼和右眼。

条目9，龋齿颗数，包括已填充的龋齿。

条目10，腰围，单位为厘米（cm），保留一位小数，测量2次。

条目11，血压，单位为毫米汞柱（mmHg），收缩压和舒张压各测量3次。

（三）指标体系

“学龄儿童营养素养及饮食行为调查问卷”分为适用于低学段（小学一、二年级）和中高学段（小学三至高中三年级）两个子问卷。由于小学一、二年级学生营养素养评价问卷题目与小学三至高中三年级有较大差别，本报告未分析小学一、二年级数据，结果部分的样本均为小学三至高中三年级学生及其家长。

中小学生营养素养四个维度达标率随年级变化趋势、中小学生营养素养达标率随年级变化趋势采用折线图，不同地区、不同家庭孩子数、不同类型的主要照护者、不同主要照护者受教育水平、不同家庭食物支出比例的中小学生营养素养达标率采用直方图。

中小学生家庭食物环境五个维度及格率随年级变化趋势、中小学生家庭食物环境及格率随年级变化趋势采用折线图，不同地区、不同家庭孩子数、不同类型的主要照护者、不同主要照护者受教育水平、不同家庭食物支出比例的中小学生其家庭食物环境水平情况及家庭食物环境与营养素养水平采用直方图。

不同年级中小学生过去一周内每天吃粗杂粮、水果、蔬菜、奶制品的情况和过去一周内至少吃（喝）1次大豆制品、菌藻类、水产品、动物肝脏、含糖饮料、油炸食品、西式快餐的情况采用折线图；不同年级中小学生吃早餐、零食和摄入食物种类频次采用构成比图；不同营养素养中小学生每天吃粗杂粮、水果、蔬菜、奶制品的频率比较，每周至少吃1次大豆制品、菌藻类、水产品、动物肝脏、含糖饮料、油炸食品、西式快餐的频率比较，每天吃早餐、零食、食物摄入种类≥12种的频率比较采用直方图。

不同体型中小学生营养素养水平情况、中小学生贫血与营养素养水平情况、中小学生血压与营养素养水平情况采用直方图。

五、

样本构成和社会人口学特征

（一）地区

2022—2023年北京市中小学生营养素养调查在全市16个区（除经济技术开发区）的83所学校（其中九年一贯制学校5所，完全中学7所，十二年一贯制学校2所，各学部均按1所学校统计）开展，其中小学33所，初中33所，高中17所。共调查有效样本14 708人，其中城区5086人（34.6%）、郊区9622人（65.4%）。小学生、初中生、高中生分别占比41.9%、30.0%、28.1%，其中城区分别为43.0%、29.6%、27.4%，郊区分别为41.3%、30.2%、28.4%（表5-1 ～表5-3）。

表5-1　北京市各区调查对象人数分布

区	男生（人）	女生（人）	合计（人）
东城区	364	356	720
西城区	470	529	999
朝阳区	288	291	579
丰台区	577	553	1130
石景山区	498	502	1000
海淀区	315	343	658
城区小计	2512	2574	5086

续　表

区	男生（人）	女生（人）	合计（人）
门头沟区	650	611	1261
房山区	293	312	605
通州区	351	366	717
顺义区	378	376	754
昌平区	508	512	1020
大兴区	500	568	1068
怀柔区	303	368	671
平谷区	670	667	1337
密云区	551	469	1020
延庆区	573	596	1169
郊区小计	4777	4845	9622
合计	7289	7419	14708

表5-2　北京市各区调查学校数

区	小学（所）	初中（所）	高中（所）
东城区	3	3	2
西城区	2	2	1
朝阳区	2	2	1
丰台区	2	2	1
石景山区	2	2	1
海淀区	2	2	1

续 表

区	小学（所）	初中（所）	高中（所）
门头沟区	2	2	1
房山区	2	2	1
通州区	2	2	1
顺义区	2	2	1
昌平区	2	2	1
大兴区	2	2	1
怀柔区	2	2	1
平谷区	2	2	1
密云区	2	2	1
延庆区	2	2	1
合计	33	33	17

表 5-3　调查对象地区分布

地区	小学		初中		高中		合计	
	人	%	人	%	人	%	人	%
城区	2190	43.0	1504	29.6	1392	27.4	5086	100.0
郊区	3978	41.4	2909	30.2	2735	28.4	9622	100.0
合计	6168	41.9	4413	30.0	4127	28.1	14708	100.0

（二）性别、年级

调查对象中男生7289人（49.6%）、女生7419人（50.4%）。小学三至六年级分别为1598人（10.9%）、1558人（10.6%）、1519人（10.3%）、1493人（10.2%），初中一至三年级分别为1494人（10.2%）、1523人（10.4%）、1396人（9.5%），高中一至三年级分别为1446人（9.8%）、1409人（9.6%）、1272人（8.6%）（表5-4）。

表5-4　调查对象年级分布

年级	男生		女生		合计	
	人	%	人	%	人	%
小三	796	10.9	802	10.8	1598	10.9
小四	791	10.9	767	10.3	1558	10.6
小五	761	10.4	758	10.2	1519	10.3
小六	729	10.0	764	10.3	1493	10.2
初一	750	10.3	744	10.0	1494	10.2
初二	746	10.2	777	10.5	1523	10.4
初三	698	9.6	698	9.4	1396	9.5
高一	756	10.4	690	9.3	1446	9.8
高二	682	9.4	727	9.8	1409	9.6
高三	580	8.0	692	9.3	1272	8.6
合计	7289	100.0	7419	100.0	14708	100.0

（三）社会人口学特征

调查对象中独生子女8813人，占60.5%；非独生子女5760人，占39.5%。主要照护者为父母、（外）祖父母和其他的学生分别占调查对象总体的98.1%、1.6%、0.3%。主要照护者受教育水平为本科及以上的比例最高（表5-5 ～表5-7）。

表5-5　不同年级学生家庭孩子数情况分布

年级	独生子女		非独生子女		合计	
	人	%	人	%	人	%
小三	886	55.9	698	44.1	1584	100.0
小四	856	55.5	687	44.5	1543	100.0
小五	787	52.5	710	47.5	1497	100.0
小六	827	56.0	650	44.0	1477	100.0
初一	874	58.8	612	41.2	1486	100.0
初二	937	61.9	577	38.1	1514	100.0
初三	885	64.2	493	35.8	1378	100.0
高一	961	66.7	480	33.3	1441	100.0
高二	927	66.4	469	33.6	1396	100.0
高三	873	69.5	384	30.5	1257	100.0
合计	8813	60.5	5760	39.5	14573	100.0

表5-6　不同学段调查对象主要照护者情况分布

主要照护者	学段						合计	
	小学		初中		高中			
	人	%	人	%	人	%	人	%
父母	5965	97.8	4303	98.3	4033	98.5	14301	98.1
（外）祖父母	124	2.0	67	1.5	42	1.0	233	1.6
其他	12	0.2	8	0.2	19	0.5	39	0.3
合计	6101	100.0	4378	100.0	4094	100.0	14573	100.0

表5-7　调查对象主要照护者受教育水平情况分布

主要照护者	受教育水平								合计	
	初中及以下		高中/中专/技校		大专		本科及以上			
	人	%	人	%	人	%	人	%	人	%
父母	1200	8.4	2807	19.6	3340	23.4	6954	48.6	14301	100.0
（外）祖父母	26	11.2	56	24.0	61	26.2	90	38.6	233	100.0
其他	5	12.8	12	30.8	8	20.5	14	35.9	39	100.0
合计	1231	8.4	2875	19.7	3409	23.4	7058	48.4	14573	100.0

六、

调查结果

（一）中小学生营养素养水平

1. 营养素养各维度水平

指标含义：营养素养是指个体获取、处理及理解基本营养信息，并做出正确营养相关决策的能力，包括食物营养相关知识理念、选择食物、制作食物、摄入食物四个维度。营养素养各维度达标是指将营养素养各维度得分折算为百分制进行分析，折算后得分≥75分定义为达标。

中小学生食物营养相关知识理念维度达标率为42.0%，其中女生为43.1%，高于男生的40.9%。男生该维度达标率最高为小学六年级的49.1%，最低为小学三年级的35.1%。女生该维度达标率最高为初中三年级的49.4%，最低为小学三年级的32.4%（图6-1）。

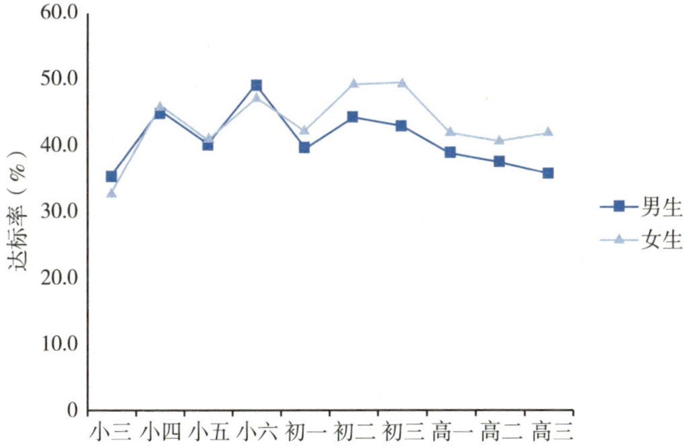

图6-1　中小学生食物营养相关知识理念维度达标率随年级变化趋势

中小学生选择食物维度达标率为27.4%，其中女生为27.9%，高于男生的26.8%。男生该维度达标率最高为小学四年级的41.2%，最低为高中三年级的15.3%。女生该维度达标率最高为小学四年级的43.8%，最低为高中二年级的16.1%（图6-2）。

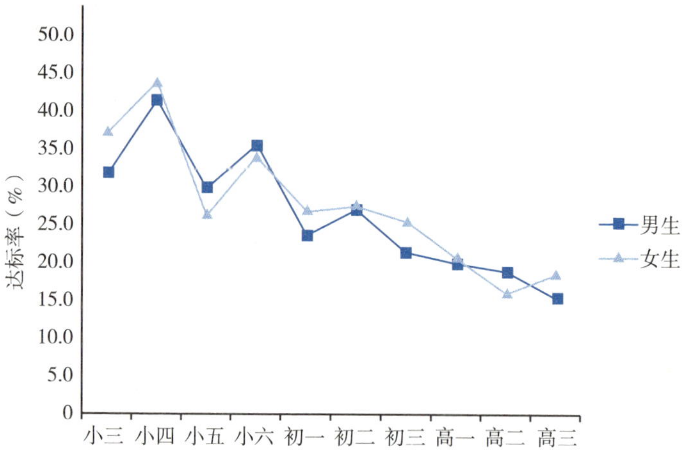

图6-2　中小学生选择食物维度达标率随年级变化趋势

中小学生制作食物维度达标率为33.5%，其中女生为33.6%，略高于男生的33.3%。男生该维度达标率最高为小学四年级的42.6%，最低为高中二年级的25.8%。女生该维度达标率最高为小学四年级的42.4%，最低为高中三年级的24.6%（图6-3）。

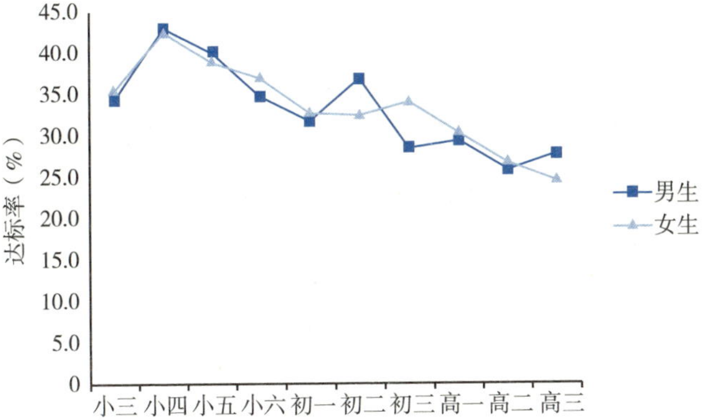

图6-3　中小学生制作食物维度达标率随年级变化趋势

中小学生摄入食物维度达标率为33.3%，其中女生为36.7%，高于男生的29.7%。男生该维度达标率最高为小学三年级的49.7%，最低为高中一年级的14.2%。女生该维度达标率最高为小学三年级的54.9%，最低为高中二年级的21.9%（图6-4）。

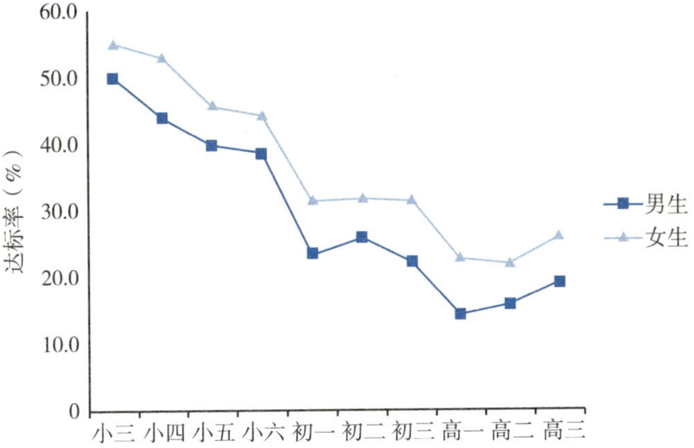

图6-4　中小学生摄入食物维度达标率随年级变化趋势

2. 营养素养达标情况

（1）年级、性别、地区

指标含义：营养素养达标是指参考居民营养健康知识知晓率调查评价标准，将营养素养总分折算为百分制进行分析，折算后总得分≥75分定义为达标。

26.0%的中小学生营养素养达标，其中女生为27.4%，高于男生的24.5%。小学生、初中生、高中生营养素养达标率分别为33.6%、23.2%、17.5%。小学四年级男生达标率最高，为36.3%；高中三年级男生达标率最低，为15.9%。小学四年级女生达标率最高，为39.4%；高中二年级女生达标率最低，为15.4%（图6-5）。

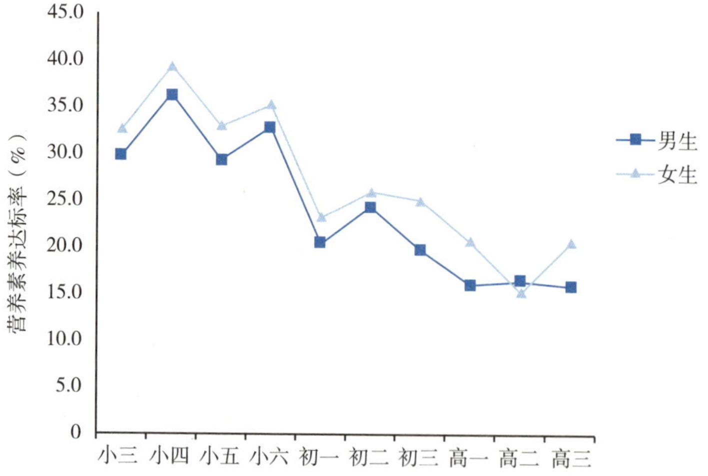

图6-5 中小学生营养素养达标率随年级变化趋势

城区中小学生营养素养达标率为24.5%，其中男生为22.3%，女生为26.7%；郊区中小学生营养素养达标率为26.8%，其中男生为25.7%，女生为27.8%（图6-6）。

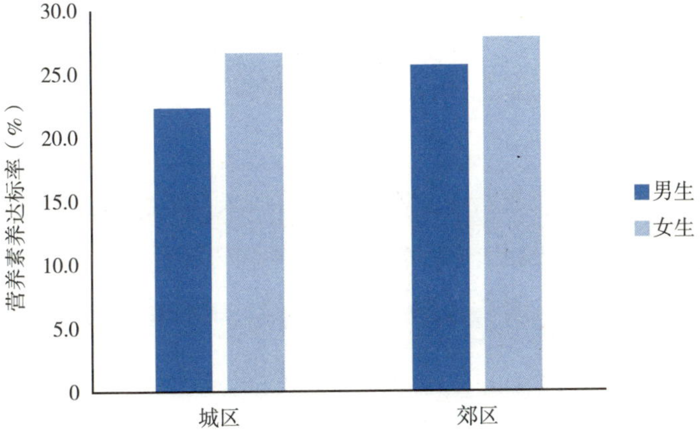

图6-6　不同地区中小学生营养素养达标率

（2）社会人口学特征

指标含义：按家庭孩子数分为两类，包括独生子女和非独生子女。主要照护者分为三类，包括父母、（外）祖父母、其他（包括其他亲友和保姆）。主要照护者受教育水平分为四类，包括初中及以下、高中/中专/技校、大专、本科及以上。家庭食物支出占家庭总支出的比例分为5档，包括≤30%、＞30%～40%、＞40%～50%、＞50%～60%、＞60%。

调查对象为独生子女的营养素养达标率为25.6%，其中男生为23.4%，女生为28.0%。调查对象为非独生子女的营养素养达标率为26.6%，其中男生和女生分别为26.4%和26.8%（图6-7）。

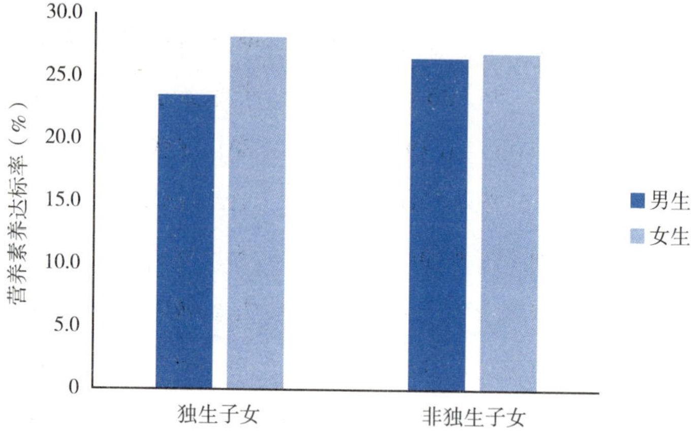

图6-7　不同家庭孩子数中小学生营养素养水平情况

主要照护者为父母的中小学生营养素养达标率最高，为26.1%，其中男生为24.5%，女生为27.6%。主要照护者为（外）祖父母的中小学生营养素养达标率为24.5%，其中男生为24.4%，女生为24.5%。主要照护者为其他亲友或保姆的中小学生营养素养达标率最低，为20.5%，其中男生和女生分别为16.7%和23.8%（图6-8）。

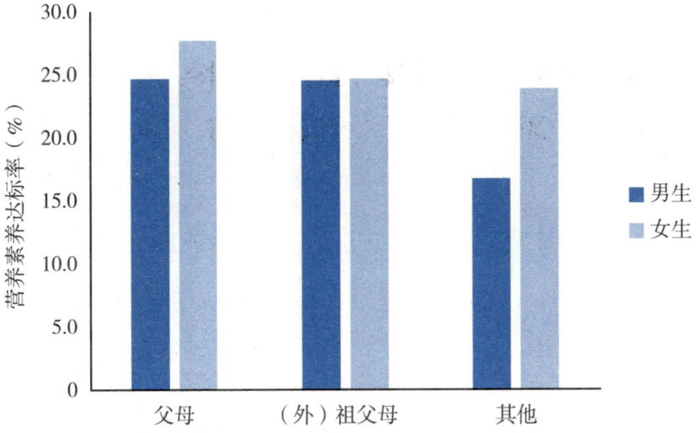

图6-8　不同主要照护者类型中小学生营养素养水平情况

主要照护者受教育水平越高，中小学生营养素养达标率越高。主要照护者受教育水平为初中及以下的中小学生营养素养达标率为18.8%，其中男生为15.5%，女生为22.2%。主要照护者受教育水平为高中/中专/技校的中小学生营养素养达标率为20.8%，其中男生为18.9%，女生为22.6%。主要照护者受教育水平为大专的中小学生营养素养达标率为25.9%，其中男生和女生分别为25.3%和26.5%。主要照护者受教育水平为本科及以上的中小学生营养素养达标率为29.5%，其中男生和女生分别为28.0%和30.9%（图6-9）。

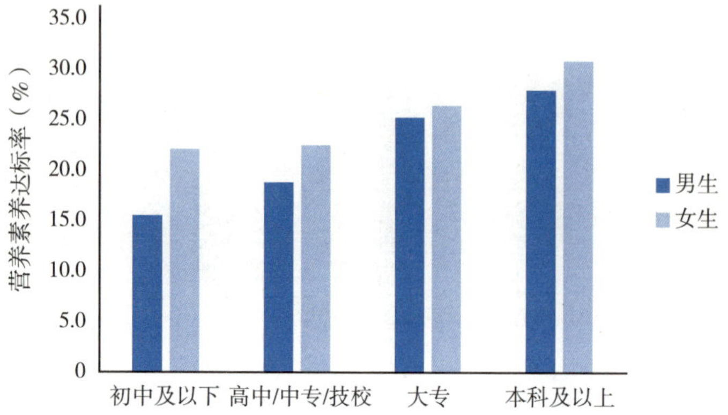

图6-9　不同主要照护者受教育水平中小学生营养素养水平情况

家庭食物支出占家庭总支出的比例≤30%时，中小学生营养素养达标率最高，为28.1%，其中男生和女生分别为25.8%和30.6%；该比例＞30%～40%、＞40%～50%、＞50%～60%和＞60%时，中小学生营养素养达标率分别为25.2%、24.5%、25.9%和28.0%（图6-10）。

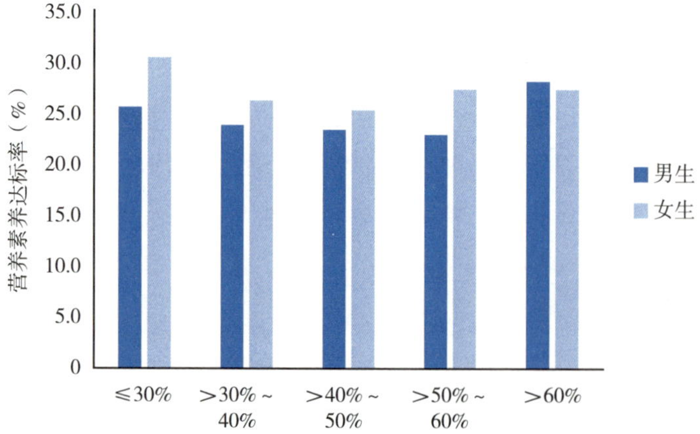

图6-10　不同家庭食物支出比例中小学生营养素养水平情况

（二）中小学生家庭食物环境

1.家庭食物环境各维度水平

指标含义：家庭食物环境包括家庭食物可获得性、家庭喂养模式、家庭食物规则、家庭饮食行为、主要照护者营养健康素养五个维度。家庭食物环境各维度及格是指将家庭食物环境各维度得分折算为百分制进行分析，折算后得分≥60分定义为及格。

中小学生家庭食物可获得性维度及格率为75.9%，其中女生为78.2%，高于男生的73.6%。男生该维度及格率最高为小学四年级的82.0%，最低为高中三年级的57.5%。女生该维度及格率最高为小学三年级的85.2%，最低为高中二年级的70.7%（图6-11）。

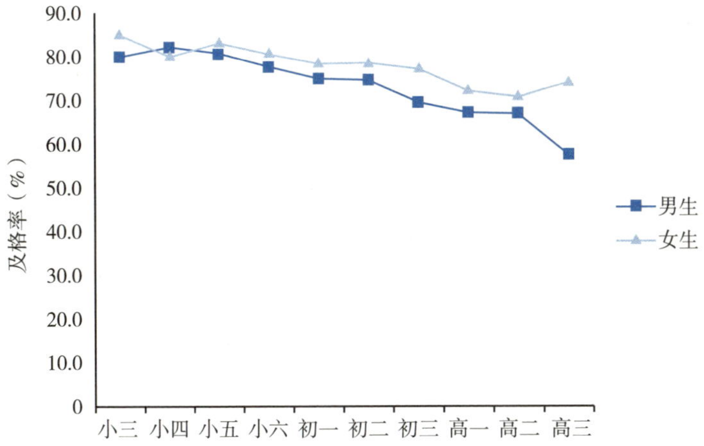

图6-11　中小学生家庭食物可获得性维度及格率随年级变化趋势

中小学生家庭喂养模式维度及格率为29.6%，其中女生为30.4%，高于男生的28.8%。男生该维度及格率最高为小学六年级的34.0%，最低为高中三年级的16.4%。女生该维度及格率最高为初中一年级的34.3%，最低为初中三年级的28.7%（图6-12）。

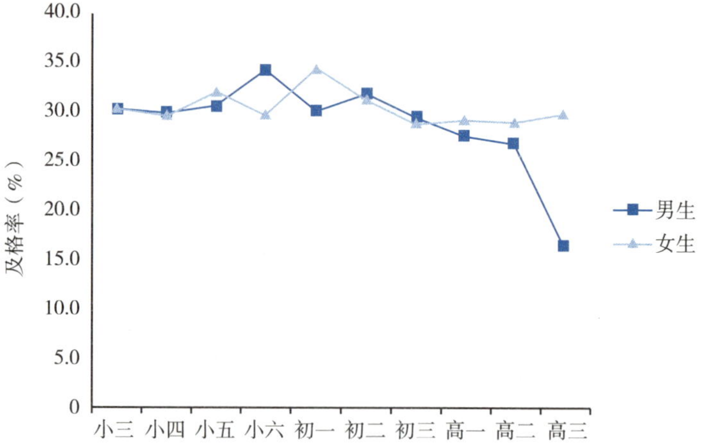

图6-12　中小学生家庭喂养模式维度及格率随年级变化趋势

中小学生家庭食物规则维度及格率为50.5%，其中男生为51.2%，高于女生的49.9%。男生和女生该维度及格率最高均为小学三年级，分别为63.1%和63.6%，最低均为高中三年级，分别为34.0%和32.4%（图6-13）。

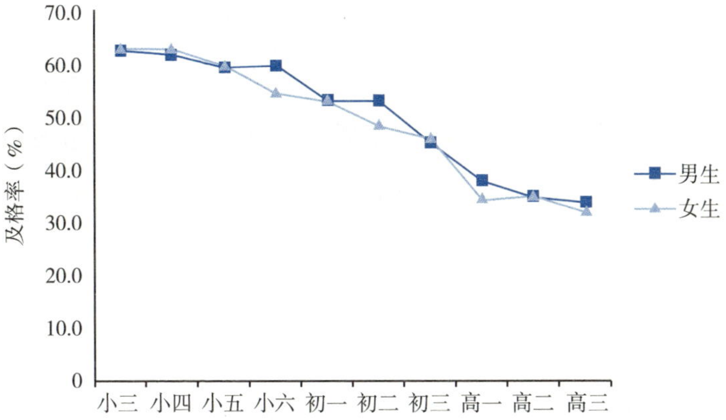

图6-13　中小学生家庭食物规则维度及格率随年级变化趋势

中小学生家庭饮食行为维度及格率为73.0%，其中女生为73.5%，高于男生的72.4%。男生该维度及格率最高为小学六年级的80.3%，最低为高中三年级的51.1%。女生该维度及格率最高为小学三年级的82.5%，最低为高中三年级的55.6%（图6-14）。

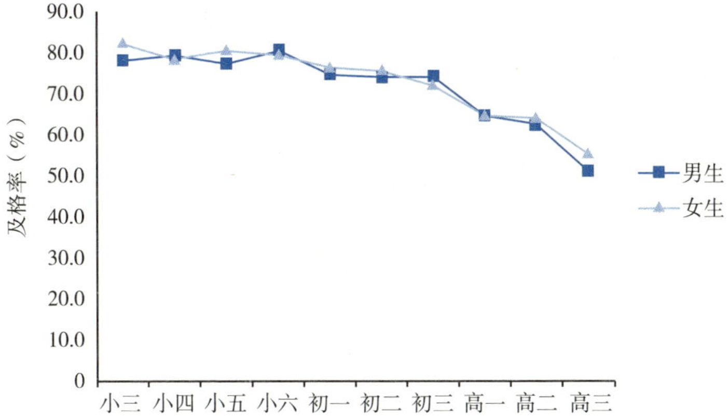

图6-14　中小学生家庭饮食行为维度及格率随年级变化趋势

中小学生的主要照护者营养健康素养维度及格率为41.1%，其中女生为42.5%，高于男生的39.7%。男生和女生的主要照护者营养健康素养维度及格率最高均为初中二年级，分别为44.8%和50.0%，最低均为高中三年级，分别为30.9%和36.0%（图6-15）。

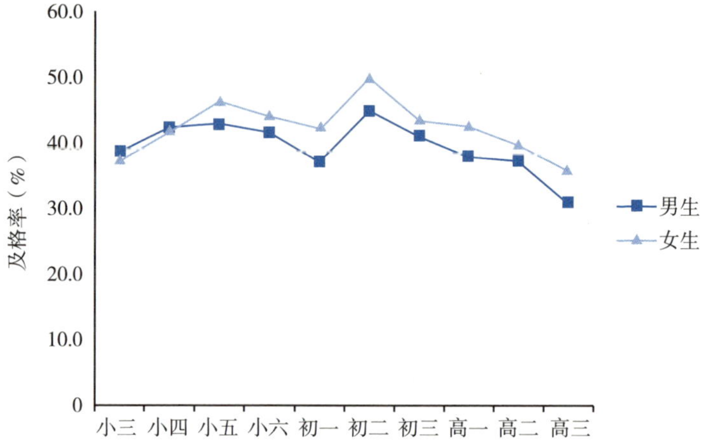

图6-15　中小学生的主要照护者营养健康素养维度及格率随年级变化趋势

2. 家庭食物环境情况

（1）年级、性别、地区

指标含义：家庭食物环境及格是指将家庭食物环境总分折算为百分制进行分析，折算后总得分≥60分定义为及格。

中小学生家庭食物环境及格率为48.7%，其中女生为49.3%，高于男生的48.1%。小学生、初中生、高中生家庭食物环境及格率分别为56.3%、50.8%、35.1%。男生的家庭食物环境及格率最高为小学三年级的56.6%，最低为高中三年级的27.7%。女生的家庭食物环境及格率最高为小学五年级的58.5%，最低为高中三年级的34.0%（图6-16）。

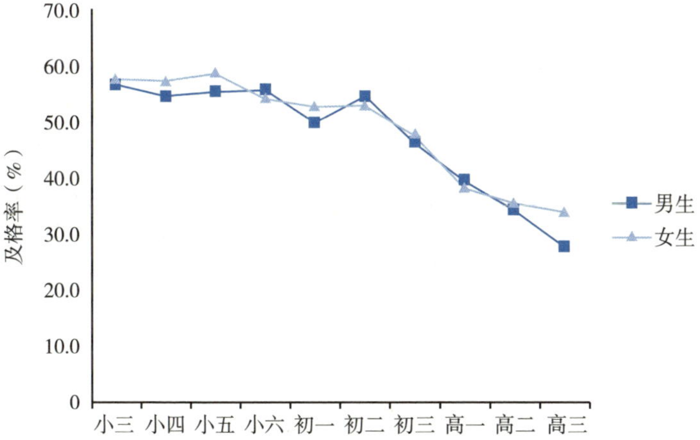

图6-16　中小学生家庭食物环境及格率随年级变化趋势

城区中小学生家庭食物环境及格率为52.6%，其中男生为53.1%，女生为52.1%。郊区中小学生家庭食物环境及格率为46.7%，其中男生为45.5%，女生为47.8%（图6-17）。

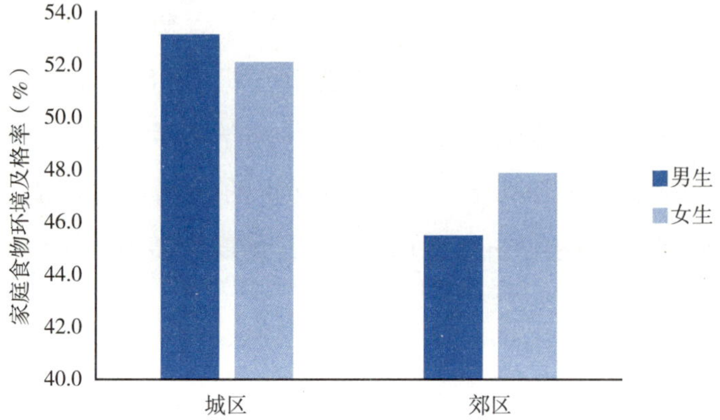

图6-17　不同地区中小学生家庭食物环境及格率情况

（2）社会人口学特征

调查对象为独生子女的家庭食物环境及格率为47.7%，其中男生为47.6%，女生为47.8%。调查对象为非独生子女的家庭食物环境及格率为50.2%，其中男生为48.8%，女生为51.4%（图6-18）。

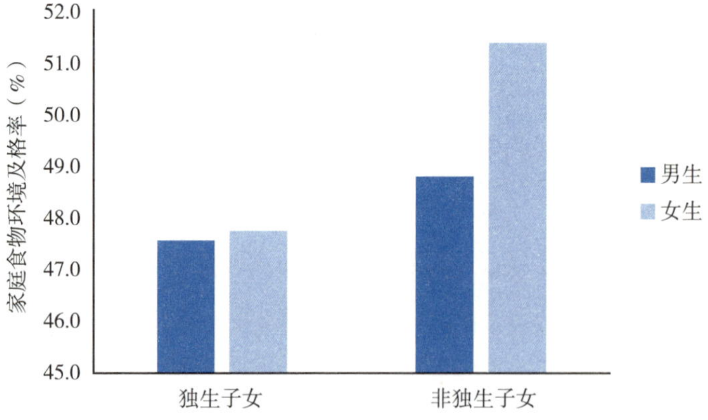

图6-18　不同家庭孩子数中小学生家庭食物环境及格率情况

主要照护者为父母的中小学生家庭食物环境及格率最高，为48.8%，其中男生为48.1%，女生为49.5%。主要照护者为（外）祖父母的中小学生家庭食物环境及格率为41.1%，其中男生为44.1%，女生为37.7%。主要照护者为其他亲友或保姆的中小学生家庭食物环境及格率最低，为33.3%，其中男生和女生均为33.3%（图6-19）。

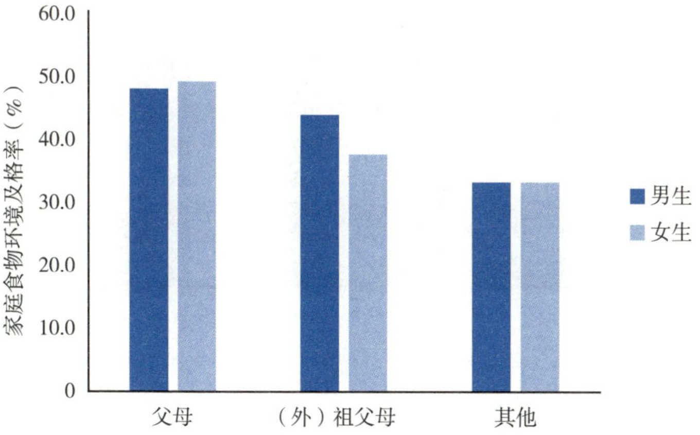

图6-19　不同主要照护者类型中小学生家庭食物环境及格率情况

主要照护者受教育水平越高，中小学生家庭食物环境及格率越高。主要照护者受教育水平为初中及以下的中小学生家庭食物环境及格率为39.7%，其中男生为35.8%，女生为43.5%。主要照护者受教育水平为高中/中专/技校的中小学生家庭食物环境及格率为41.9%，其中男生为41.6%，女生为42.1%。主要照护者受教育水平为大专的中小学生家庭食物环境及格率为48.3%，其中男生为46.2%，女生为50.4%。主要照护者受教育水平为本科及以上的中小学生家庭食物环境及格率为53.2%，其中男生和女生分别为53.7%和52.7%（图6-20）。

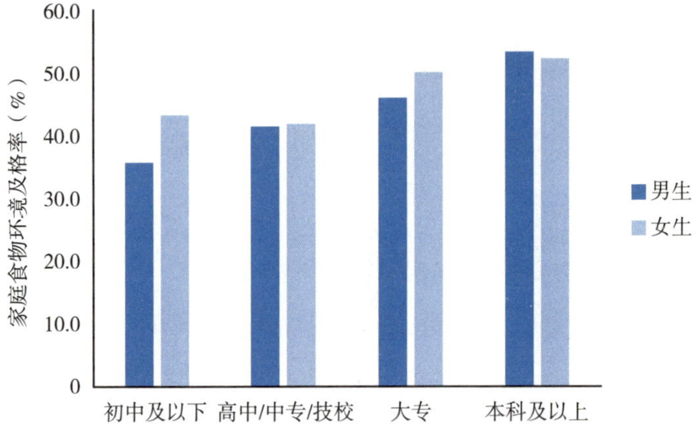

图6-20　不同主要照护者受教育水平中小学生家庭食物环境及格率情况

家庭食物支出占家庭总支出的比例≤30%时，中小学生家庭食物环境及格率最高，为49.8%，其中男生和女生分别为49.2%和50.5%。该比例＞30%～40%、＞40%～50%、＞50%～60%和＞60%时，中小学生家庭食物环境及格率分别为48.4%、47.9%、47.9%和48.4%。不同家庭食物支出占比的女生家庭食物环境及格率均高于男生（图6-21）。

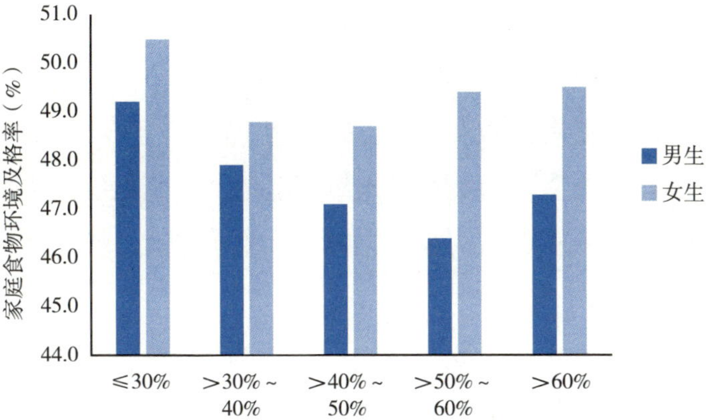

图6-21 不同家庭食物支出比例中小学生家庭食物环境及格率情况

3. 家庭食物环境与营养素养水平

家庭食物环境不及格（<60分）的中小学生营养素养达标率为19.2%，其中女生为20.6%，高于男生的17.8%。家庭食物环境及格（≥60分）的中小学生营养素养达标率为33.1%，其中女生为34.4%，高于男生的31.7%（图6-22）。

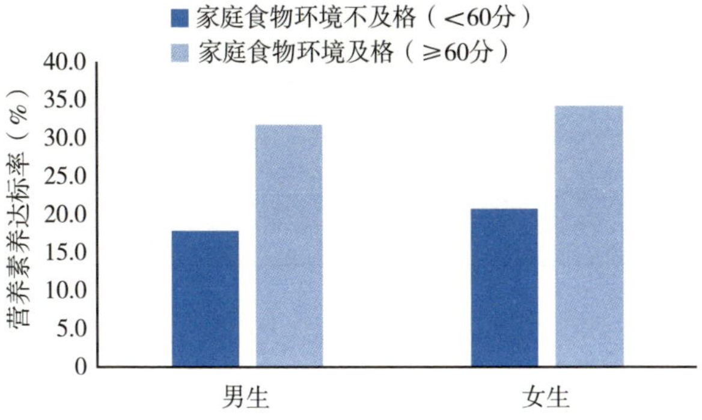

图6-22 不同家庭食物环境中小学生营养素养水平情况

（三）中小学生饮食行为状况

1. 饮食行为情况

（1）粗杂粮、水果、蔬菜、奶制品

指标含义：粗杂粮、水果、蔬菜、奶制品摄入情况为过去一周内，每天吃粗杂粮、水果、蔬菜、奶制品的学生的比例。

中小学生每天吃粗杂粮的比例为71.8%，其中男生为74.5%，高于女生的69.1%。男生该比例最高为小学五年级的79.2%，最低为小学三年级的71.7%。女生该比例最高为小学四年级的76.2%，最低为高中一年级的64.3%（图6-23）。

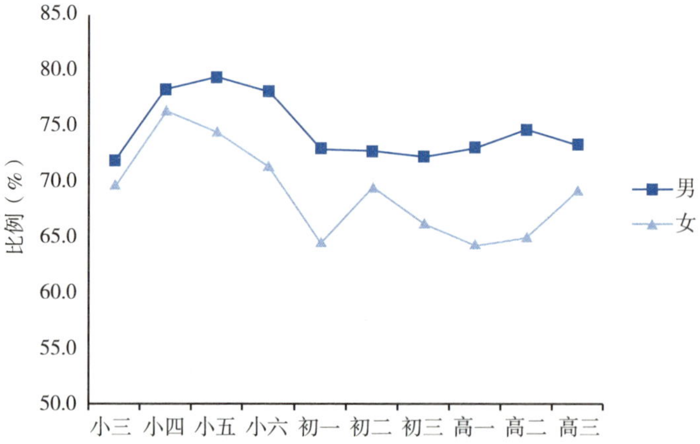

图6-23　不同年级中小学生粗杂粮摄入情况（每天）

中小学生每天吃水果的比例为80.1%，其中女生为80.6%，高于男生的79.6%。男生该比例最高为小学六年级的87.7%，最低为高中二年级的73.0%。女生该比例最高为小学五年级的87.0%，最低为高中三年级的74.6%（图6-24）。

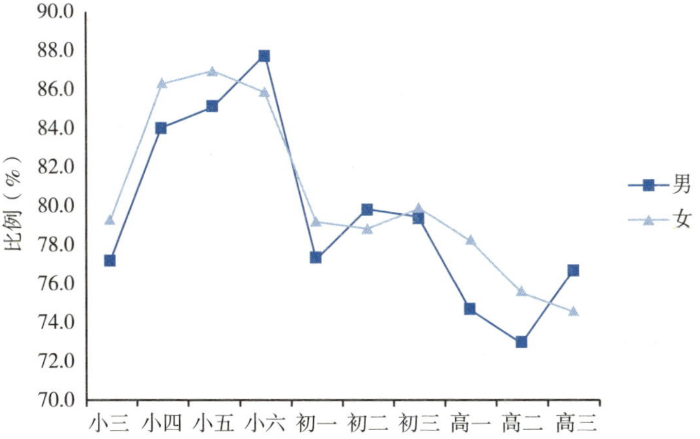

图6-24　不同年级中小学生水果摄入情况（每天）

中小学生每天吃蔬菜的比例为81.0%，其中女生为81.1%，高于男生的80.8%。男生该比例最高为高中三年级的84.3%，最低为小学三年级的72.9%。女生该比例最高为高中一年级的84.9%，最低为小学三年级的72.6%（图6-25）。

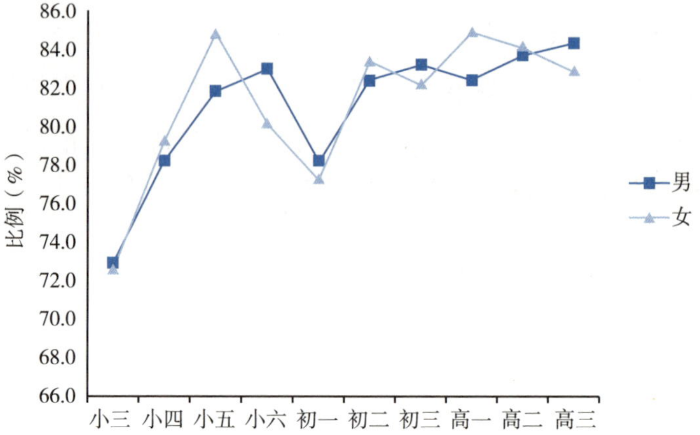

图6-25　不同年级中小学生蔬菜摄入情况（每天）

中小学生每天吃奶制品的比例为73.9%，其中男生为74.8%，高于女生的72.9%。男生该比例最高为小学六年级的77.7%，最低为高中三年级的70.9%。女生该比例最高为小学五年级的79.6%，最低为高中三年级的67.7%（图6-26）。

（2）大豆制品、菌藻类、水产品、动物肝脏、含糖饮料、油炸食品、西式快餐

指标含义：大豆制品、菌藻类、水产品、动物肝脏、含糖饮料、油炸食品、西式快餐摄入情况为过去一周内，至少食用1次大豆制品、菌藻类、水产品、动物肝脏、含糖饮料、油炸食品、西式快餐的学生的比例。

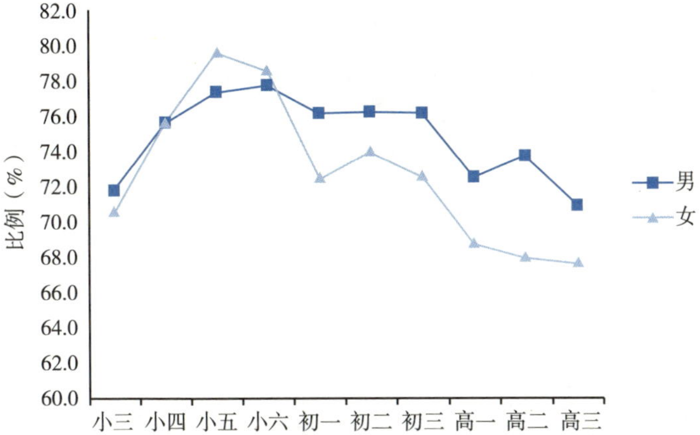

图6-26　不同年级中小学生奶制品摄入情况（每天）

中小学生每周至少吃1次大豆制品的比例为83.2%，其中男生为84.7%，高于女生的81.7%。该比例随年级增高而呈上升趋势。男生该比例最高为高中三年级的88.0%，最低为小学三年级的75.2%。女生该比例最高为高中二年级的86.2%，最低为小学三年级的78.3%（图6-27）。

中小学生每周至少吃1次菌藻类的比例为89.7%，其中女生为90.9%，高于男生的88.5%。男生该比例最高为高中三年级的90.9%，最低为小学三年级的85.7%。女生该比例最高为高中二年级的92.3%，最低为小学三年级的89.0%（图6-28）。

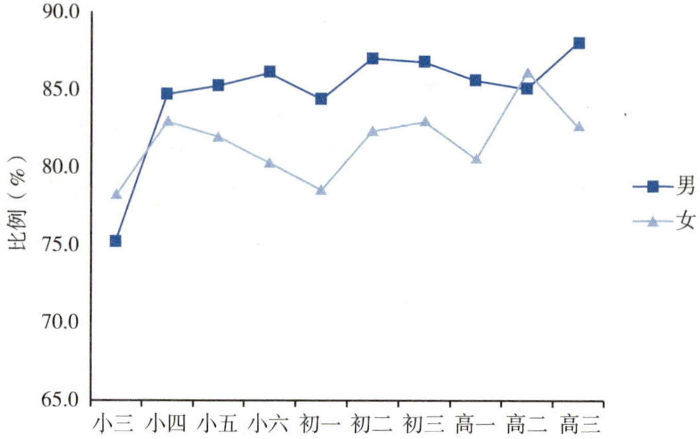

图6-27 不同年级中小学生大豆制品摄入情况（每周≥1次）

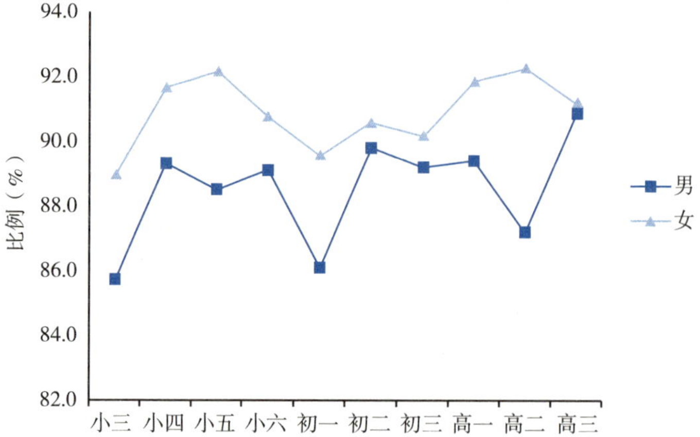

图6-28 不同年级中小学生菌藻类摄入情况（每周≥1次）

中小学生每周至少吃1次水产品的比例为70.9%，其中男生为71.7%，高于女生的70.1%。男生该比例最高为高中一年级的76.0%，最低为初中一年级的66.9%。女生该比例最高为高中二年级的72.7%，最低为高中三年级的68.3%（图6-29）。

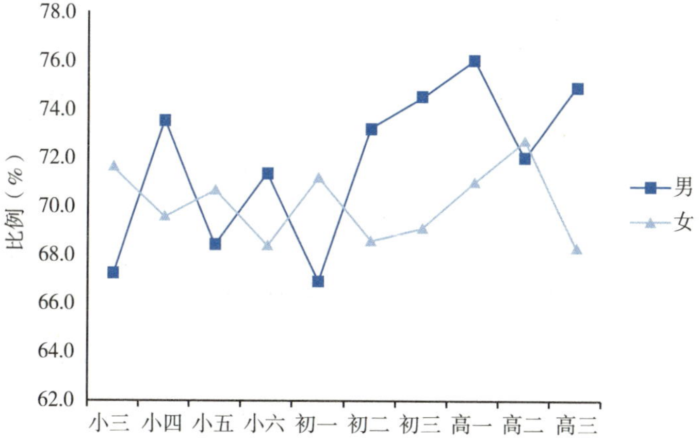

图6-29　不同年级中小学生水产品摄入情况（每周≥1次）

中小学生每周至少吃1次动物肝脏的比例为52.2%，其中男生为56.4%，高于女生的48.0%。随年级增高，该比例呈上升趋势。男生该比例最高为高中三年级的67.5%，最低为小学三年级的38.8%。女生该比例最高为高中二年级的57.1%，最低为小学三年级的36.2%（图6-30）。

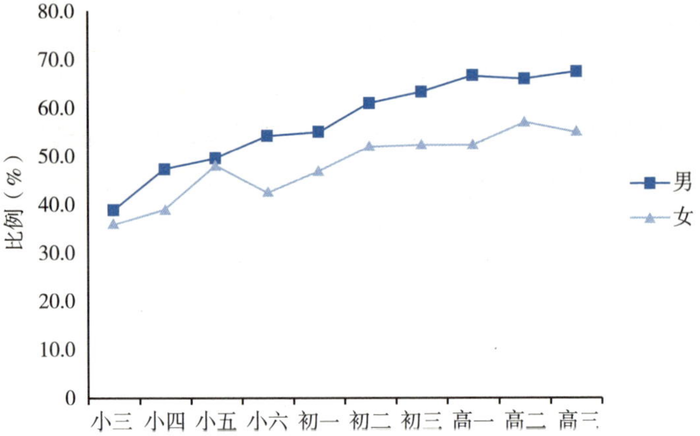

图6-30　不同年级中小学生动物肝脏摄入情况（每周≥1次）

中小学生每周至少喝1次含糖饮料的比例为74.0%，其中男生为75.2%，高于女生的72.9%。男生该比例最高为高中一年级的83.1%，最低为小学五年级的67.3%。女生该比例最高为高中一年级的79.4%，最低为小学三年级的62.9%（图6-31）。

中小学生每周至少吃1次油炸食品的比例为70.9%，其中女生为71.0%，略高于男生的70.8%。男生和女生该比例最高均为高中一年级，分别为75.0%和79.1%，最低均为小学三年级，分别为67.9%和65.7%（图6-32）。

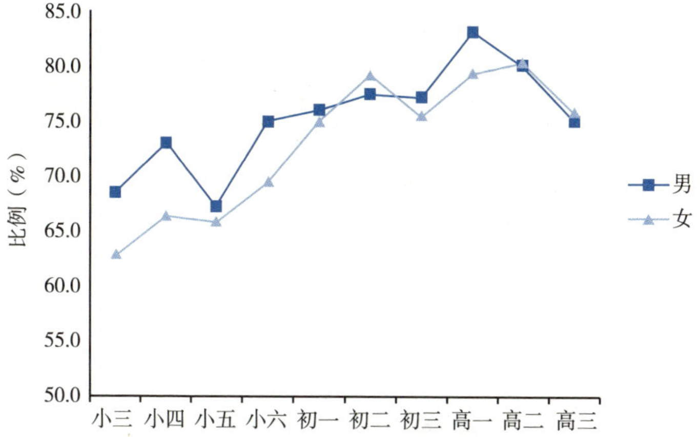

图6-31　不同年级中小学生含糖饮料摄入情况（≥1次/周）

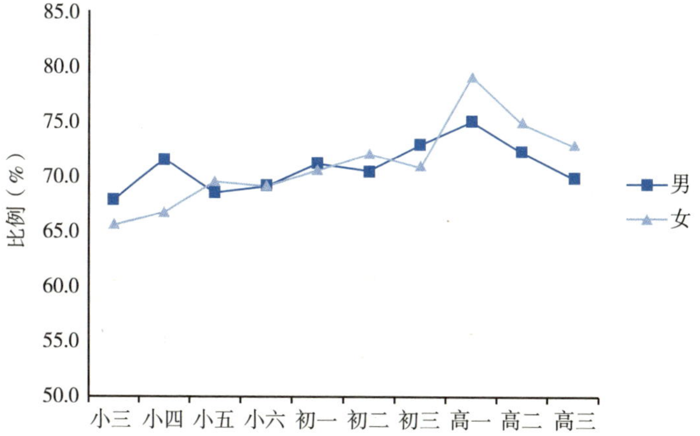

图6-32　不同年级中小学生油炸食品摄入情况（每周≥1次）

中小学生每周至少吃1次西式快餐的比例为40.2%，其中男生为41.4%，高于女生的39.0%。男生该比例最高为高中一年级的47.5%，最低为小学三年级的36.4%。女生该比例最高为高中一年级的48.0%，最低为小学五年级的34.6%（图6-33）。

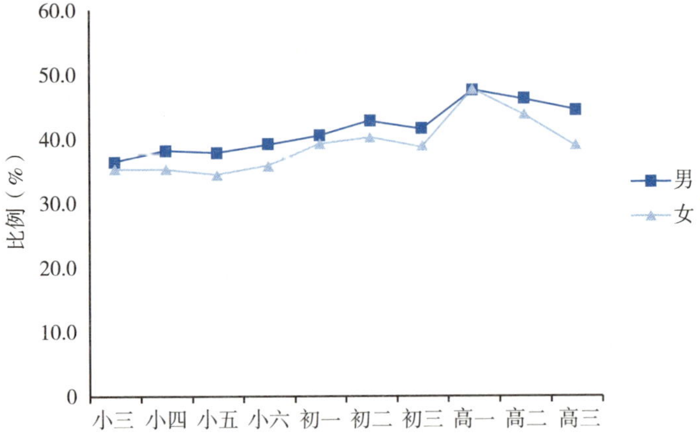

图6-33　不同年级中小学生西式快餐摄入情况（每周≥1次）

（3）早餐、零食、食物种类

指标含义：吃早餐频次分为4档，每周吃早餐的次数分别为0次、1～3次、4～6次、7次。吃零食频次分为4档，每周吃零食的次数分别为＜7次、7～13次、14～21次、＞21次。摄入食物种类分为4档，调查前一日24小时内摄入食物种类为0～3种、4～7种、8～11种、12种及以上。

中小学生每天吃早餐的比例为86.6%，其中女生为87.0%，高于男生的86.1%。初中生、高中生每天吃早餐的比例低于小学生。男生该比例最高为小学四年级的91.4%，最低为高中一年级的81.7%。女生该比例最高为小学五年级的93.1%，最低为高中一年级的82.7%（图6-34）。

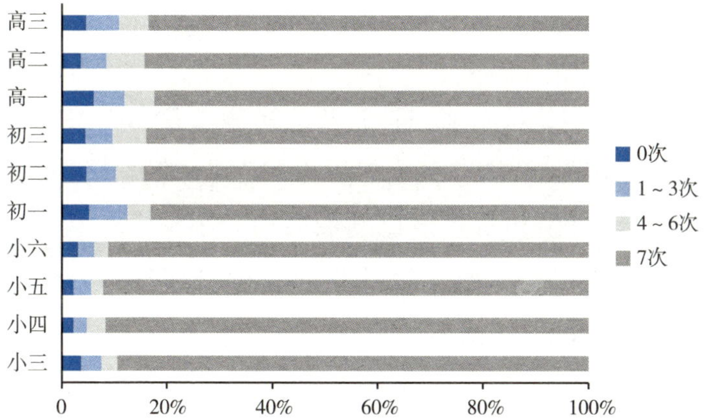

图6-34　不同年级中小学生吃早餐频次构成比

中小学生每天吃零食的比例为32.4%，其中男生为32.7%，略高于女生的32.2%。男生和女生每天吃零食的比例最高均为高中三年级，分别为36.9%和43.4%，最低均为小学三年级，分别为27.5%和24.4%（图6-35）。

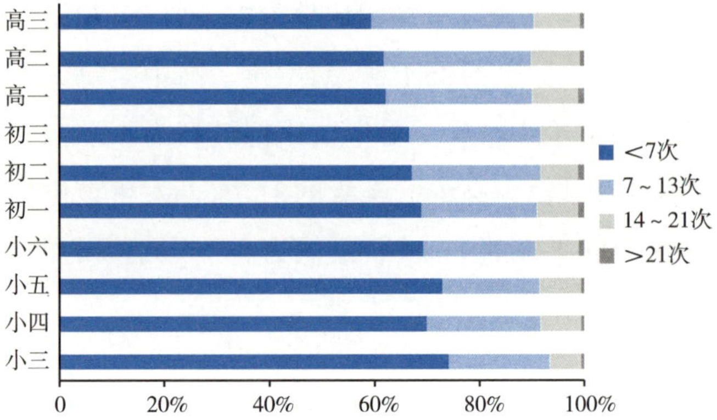

图6-35　不同年级中小学生吃零食频次构成比

中小学生调查前一日24小时内摄入食物种类≥12种的比例为23.4%，其中男生为23.6%，略高于女生的23.2%。男生和女生该比例最高均为小学六年级，分别为29.7%和32.7%，最低均为高中二年级，分别为18.5%和16.6%（图6-36）。

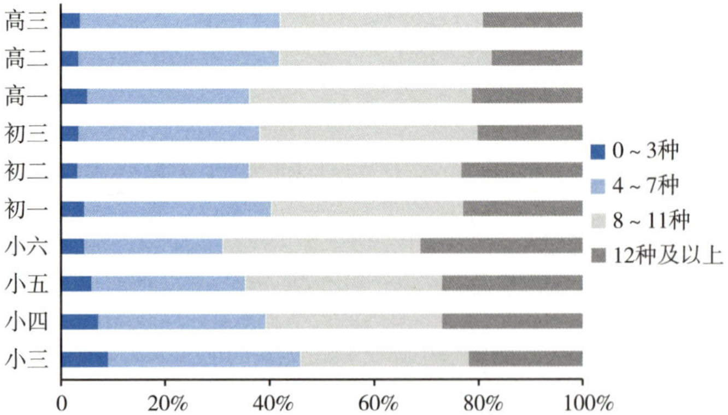

图6-36　不同年级中小学生摄入食物种类构成比

2. 饮食行为与营养素养水平

营养素养达标的中小学生每天吃粗杂粮、蔬菜、水果、奶制品的比例分别为78.2%、86.7%、88.2%、81.8%，比例均高于营养素养未达标的中小学生（图6-37）。

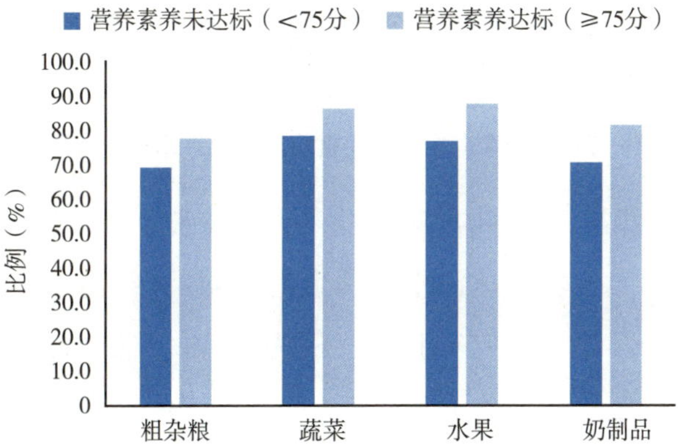

图6-37 不同营养素养中小学生不同种类食物摄入频率比较（每天）

营养素养达标的中小学生每周至少吃1次大豆制品、菌藻类、水产品、动物肝脏的比例分别为89.3%、93.7%、76.6%、55.2%，比例均高于营养素养未达标的中小学生。营养素养达标的中小学生每周至少吃（喝）1次含糖饮料、油炸食品、西式快餐的比例分别为67.4%、66.2%、38.2%，比例均低于营养素养未达标的中小学生（图6-38）。

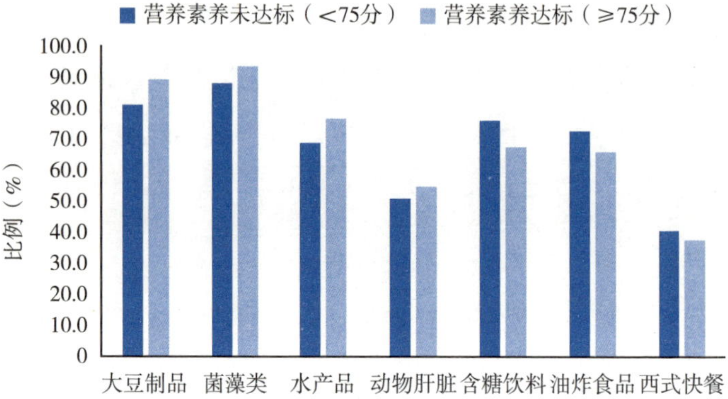

图6-38 不同营养素养中小学生食物摄入频率比较（每周≥1次）

营养素养达标的中小学生每天吃早餐的比例为92.5%，高于营养素养未达标中小学生的84.4%。营养素养达标的中小学生每天吃零食的比例为26.5%，低于营养素养未达标中小学生的34.5%。营养素养达标的中小学生调查前一日24小时内摄入食物种类≥12种的比例为33.6%，高于营养素养未达标中小学生的19.8%（图6-39）。

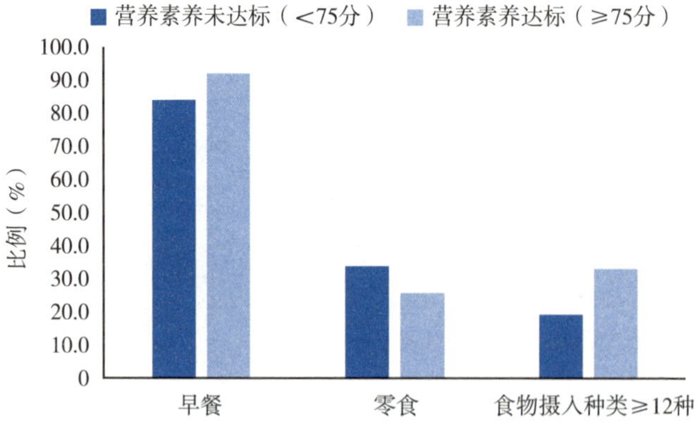

图6-39 不同营养素养中小学生饮食行为比较（每天）

（四）中小学生健康状况

1. 体型

指标含义：体型状况根据《学龄儿童青少年超重与肥胖筛查》（WS/T 586—2018）和《学龄儿童青少年营养不良筛查》（WS/T 456—2014）进行判断，分为消瘦、正常、超重和肥胖四类。

体型正常的中小学生营养素养水平最高，营养素养达标率为26.8%，消瘦、超重和肥胖的中小学生营养素养达标率分别为23.3%、25.3%、26.4%。消瘦、正常、超重、肥胖的男生营养素养达标率分别为20.9%、24.4%、25.6%、25.9%，消瘦、正常、超重、肥胖的女生营养素养达标率分别为25.6%、28.6%、24.9%、27.2%（图6-40）。

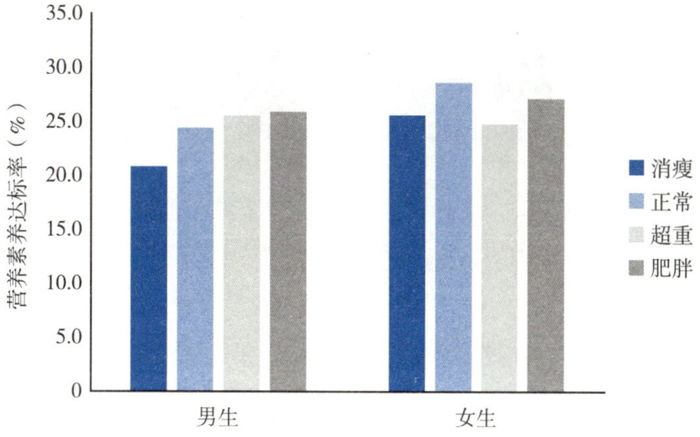

图6-40 不同体型中小学生营养素养水平情况

2. 贫血

指标含义：贫血的判断标准参考《人群贫血筛查方法》（WS/T 441—2013），5～11岁血红蛋白<115g/L，12～14岁血红蛋白<120g/L，15岁及以上女生血红蛋白<120g/L、男生血红蛋白<130g/L，即可诊断为贫血。

血红蛋白正常的中小学生营养素养达标率为26.3%，其中男生和女生分别为24.9%和27.6%。贫血的中小学生营养素养达标率为24.7%，其中男生和女生分别为18.9%和28.8%（图6-41）。

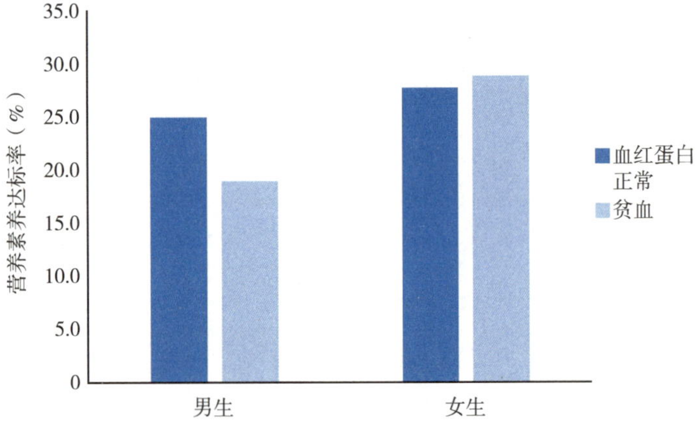

图6-41　中小学生贫血与营养素养水平情况

3. 血压

指标含义：采用《7～18岁儿童青少年血压偏高筛查界值》（WS/T 610—2018）判断血压情况，收缩压和/或舒张压≥同性别、同年龄、同身高百分位人群P_{90}血压，且＜P_{95}血压为正常血压高值。收缩压≥120mmHg和/或舒张压≥80mmHg但＜同性别、同年龄、同身高百分位人群P_{95}血压也为正常血压高值。收缩压和/或舒张压≥同性别、同年龄、同身高百分位人群P_{95}血压为血压偏高。≥18岁的学生收缩压120～139mmHg和/或舒张压80～89mmHg为正常血压高值，收缩压≥140mHg和/或舒张压≥90mmHg为血压偏高。

血压正常的中小学生营养素养达标率为33.0%，其中男生为30.8%，女生为34.7%。正常血压高值的中小学生营养素养达标率为30.1%，其中男生为27.6%，女生为35.2%。血压偏高的中小学生营养素养达标率为29.5%，其中男生为29.2%，女生为29.9%（图6-42）。

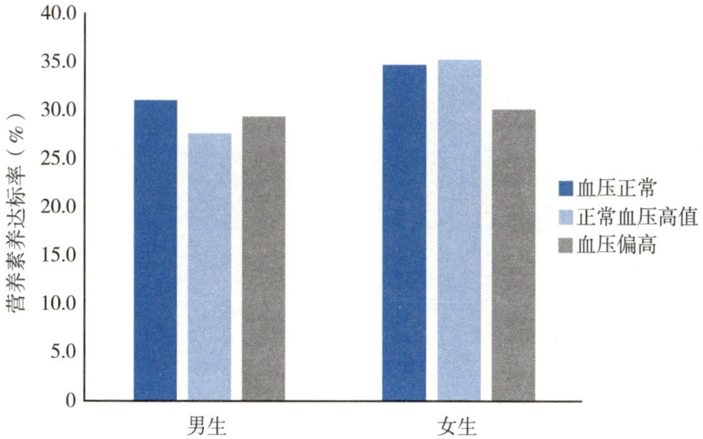

图6-42　中小学生血压与营养素养水平情况

七、

主要发现和建议

1. 中小学生营养素养水平有很大提升空间

国内外尚无广泛认可的营养素养测量问卷，因此，不同研究结果可比性较差。2019年，河北省保定市对小学三至初中二年级学生进行了营养素养调查，结果显示仅有2.1%的调查对象具备营养素养。这项调查与本调查使用了相似的问卷，但前者以80分作为具备营养素养的界值，因此，对两项调查结果间的比较应慎重。本调查结果显示，以75分判断营养素养是否达标时，26.0%的中小学生（小学三至高中三年级）营养素养达标，从小学到高中呈下降趋势。除食物营养相关知识理念外，高中生在选择食物、制作食物、摄入食物三个维度达标率都处于低水平。推测随着年级的升高，学生在选择和摄入食物方面有更多的自主性，但尚未有足够的营养素养能够做到正确选择、合理摄入。北京市中小学生营养素养水平还有很大的提升空间，建议一是从小抓食育，使学生的健康行为得以固化；二是强化现阶段高年级学生的营养教育，尤其是建立为自己的健康和行为负责的信念，主动参与食物选择和制作，并将“健康”作为饮食决策的首要因素，逐步掌握相关技能，以主人翁意识维护和促进自身营养与健康。根据不同年龄段的认知发展特点，开发适用于各年龄段的营养教育课程，为其提供正规的营养健康信息来源。

2. 中小学生营养素养与社会人口学、家庭食物环境等因素相关

营养素养是连接个人、食物、环境的中间桥梁，受个体特征和食物环境的影响。本调查结果显示，中小学生营养素养水平随主要照护者身份、受教育水平、家庭食物支出等因素波动，更重要的是，与家庭食物环境有明显相关。家庭食物环境得分≥60分的中小学生营养素养达标率为33.1%，明显高于得分＜60分中小学生的19.2%。家庭与中小学生健康饮食行为的关系非常密切，家庭提供的食物种类、家庭食物规则、主要照护者营养素养、家庭喂养模式、家庭饮食行为等，均影响中小学生营养素养的形成。本调查还发现，家庭食物环境及格率从小学到高中呈下降趋势，与中小学生营养素养达标率趋势一致，且高中生家庭食物环境的各维度及格率都处于低水平，推测原因可能是随年级增长，尤其是高中阶段学生处于青春期后期，生长发育基本完成，主要照护者对饮食与营养的关注度降低。城区中小学生家庭食物环境及格率高于郊区中小学生，可能与主要照护者身份、受教育水平、经济情况等有关。结合以上结果，我们建议加强家校联合，以家长信、家长会、新媒体等方法将营养教育触达家庭，强调并贯彻以健康为导向的食物规则。对于由祖辈或他人照看的中小学生，更应加强家长的营养教育。家长可安排学生到农场、菜园、市

场、超市和厨房，提供机会让他们主动参与食物的选择和制作；鼓励学生一起清洗、制备食物，学会简单的食物搭配，高年级学生可逐渐具备为家庭搭配食物和烹饪一餐的能力。

3. 营养素养高的中小学生饮食行为也较好

营养素养对于饮食行为具有预测价值。本调查结果显示，营养素养达标的中小学生更倾向于多摄入高营养素密度食物（如粗杂粮、水果、蔬菜、奶制品、大豆制品、菌藻类、水产品、动物肝脏），少摄入低营养密度/高能量密度食物（如含糖饮料、油炸食品、西式快餐），且每天吃早餐和每天吃12种及以上食物的比例也更高，即营养素养高的中小学生，饮食行为也更健康，这与国内外多项研究结果一致。

4. 中小学生营养素养与健康状况的关系还有待进一步研究

本调查结果显示，中小学生营养素养与不同健康状况之间的相关性并不一致。肥胖的学生营养素养达标率高于超重、消瘦的学生但低于体型正常的学生，贫血、血压异常的学生营养素养达标率低于血红蛋白正常、血压正常的学生。考虑到本调查为横断面调查，故无法考证因果关系。儿童肥胖防控已被学校、家长、学生所熟知，超重、肥胖学生的家庭应更加重视学生的营养教育及家庭食物规则、供给等，为学生提供更好的营养环境，促进其体重回归；而贫血因检出率低，血压并不是常规体检项目，这两种情况尚未得到重视，相应的学生营养教育也有待加强。同时，营养素养的直接结局指标是行为指标，而非健康指标，因此，营养素养与健康状况的关系可能并不是直接关联。鉴于上述结果，建议继续抓好儿童肥胖防控，同时关口前移，在常规体检中增加血压这一指标，做好儿童慢性病早期防控工作。

附录A　北京市抽样学校名称及编码

东城区

学校编码	学校名称	抽样班级
1011	体育馆路小学	小学三年级8
		小学四年级1
		小学五年级8
		小学六年级3
1011	北京第一师范学校附属小学	小学三年级7
		小学四年级5
		小学五年级7
		小学六年级8
1012	方家胡同小学	小学三年级1～5、7
		小学四年级1～2、4～6
		小学五年级5
		小学六年级2
1013	北京市第九十六中学	初中一年级4
		初中二年级3
1015		高中一年级1、4
		高中二年级1、4
1014	北京市第一六六中学	初中一年级3
		初中二年级2
1015		高中一年级5
		高中二年级6
1014	北京市第一四二中学	初中一年级1、3
		初中二年级1

西城区

学校编码	学校名称	抽样班级
1021	西城区五路通小学	小学三年级1、2
		小学四年级1、2
		小学五年级1、2
		小学六年级1、2
1022	北京市育才学校	小学三年级3
		小学四年级11
		小学五年级7
		小学六年级3、5
1024		初中一年级8、10
		初中二年级9、10
		初中三年级2、6
1025		高中一年级1、2、3
		高中二年级5、7、8
		高中三年级6、7、8
1023	北京市月坛中学	初中一年级1、2、3
		初中二年级1、2、3
		初中三年级1、2、3

朝阳区

学校编码	学校名称	抽样班级
1051	北京第二实验小学朝阳学校	小学三年级2
		小学四年级2
		小学五年级2
		小学六年级1
1052	垂杨柳中心小学景园分校	小学三年级1
		小学四年级4
		小学五年级1
		小学六年级1
1053	华中师范大学第一附属中学朝阳学校	初中一年级1
		初中二年级1
		初中三年级1
1054	北京市陈经纶中学团结湖分校	初中一年级1、2
		初中二年级2
		初中三年级1、2
1055	北京市朝阳外国语学校	高中一年级1、2
		高中二年级1、2、5
		高中三年级1、7、8

丰台区

学校编码	学校名称	抽样班级
1061	北京丰台第五小学科丰校区	小学三年级3、4
		小学四年级1、2
		小学五年级2、4
		小学六年级1、2
1062	丰台区第一小学长辛店分校	小学三年级1、2
		小学四年级1、2
		小学五年级1、3
		小学六年级2、3
1063	北京市丰台第八中学	初中一年级5、6
		初中二年级1、2
		初中三年级2、4
1064	北京市丰台区长辛店第一中学	初中一年级1、4
		初中二年级1、2
		初中三年级4、6
1065	北京市丰台区第二中学	高中一年级6、7、8
		高中二年级3、4、5
		高中三年级3、6、7

石景山区

学校编码	学校名称	抽样班级
1071	北方工业大学附属学校	小学三年级1、2
		小学四年级1、2
		小学五年级1、2
		小学六年级1、2
1073		初中一年级2、3
		初中二年级1、4
		初中三年级2、3
1072	北京市石景山区石景山学校	小学三年级3、4
		小学四年级2、3
		小学五年级3、4
		小学六年级2、3
1074		初中一年级1、2
		初中二年级1、2
		初中三年级1、2
1075	首都师范大学附属苹果园中学	高中一年级1、2、3
		高中二年级1～5
		高中三年级1～3、5

海淀区

学校编码	学校名称	抽样班级
1081	北京市海淀区红英小学	小学三年级4
		小学四年级1
		小学五年级3
		小学六年级2
1082	北京实验学校（海淀）小学	小学三年级4
		小学四年级6
		小学五年级6
		小学六年级4
1083	北京市第五十七中学上庄分校	初中一年级1
		初中二年级1
		初中三年级3
1084	北京市第十九中学	初中一年级2
		初中二年级5
		初中三年级2
1085	中国农业大学附属中学	高中一年级2、6
		高中二年级3、6
		高中三年级3、4

门头沟区

学校编码	学校名称	抽样班级
1091	北京市第八中学京西附属小学	小学三年级6、8
		小学四年级2、3
		小学五年级3、4
		小学六年级2、6
1092	北京市门头沟区育园小学	小学三年级3、4
		小学四年级3、4
		小学五年级3、4
		小学六年级4、5
1093	门头沟大峪中学分校	初中一年级1、2
		初中二年级5、6
		初中三年级3、4
1094	新桥路中学	初中一年级1、2
		初中二年级1、2
		初中三年级1、2
1095	北京八中永定实验学校	高中一年级4、5、6
		高中二年级1、2、3
		高中三年级1、2、3

房山区

学校编码	学校名称	抽样班级
1111	良乡第四小学	小学三年级4
		小学四年级1
		小学五年级1
		小学六年级1、2、3
1112	阎村中心小学	小学三年级1
		小学四年级1
		小学五年级1
		小学六年级1
1113	良乡第二中学	初中一年级9
		初中二年级6
		初中三年级6
1114	北京市房山区南梨园中学	初中一年级1
		初中二年级1
		初中三年级4
1115	良乡中学	高中一年级7、8
		高中二年级2、3
		高中三年级1、12

通州区

学校编码	学校名称	抽样班级
1121	北京市育才学校通州分校	小学三年级6
		小学四年级6
		小学五年级2
		小学六年级5
1123		初中一年级9
		初中二年级5
		初中三年级1
1122	通州区张家湾镇中心小学	小学三年级1
		小学四年级1
		小学五年级1
		小学六年级1、4
1124	通州区张家湾中学	初中一年级2
		初中二年级1
		初中三年级2
1125		高中一年级1、2
		高中二年级1、2
		高中三年级1、2

顺义区

学校编码	学校名称	抽样班级
1131	双兴小学	小学三年级2
		小学四年级2
		小学五年级4
		小学六年级6
1132	北小营中心小学	小学三年级3
		小学四年级1
		小学五年级3
		小学六年级1
1133	顺义第八中学	初中一年级1
		初中二年级1
		初中三年级1
1134	顺义第十三中学	初中一年级3
		初中二年级6
		初中三年级2
1135	顺义第二中学	高中一年级1、2
		高中二年级4、5
		高中三年级8、9、10

昌平区

学校编码	学校名称	抽样班级
1141	北京市昌平区前锋学校	小学三年级2、3
		小学四年级3、5
		小学五年级6、8
		小学六年级2、3
1143		初中一年级1、4
		初中二年级3、4
		初中三年级1、2
1145		高中一年级2、4、6
		高中二年级3、4、6
		高中三年级1～4
1142	北京市昌平区亭自庄学校	小学三年级1、2、3
		小学四年级1、2、3
		小学五年级1、2、3
		小学六年级1、2、3
1144		初中一年级1、2
		初中二年级1、2、3
		初中三年级1、2、3

大兴区

学校编码	学校名称	抽样班级
1151	北京市大兴区第九小学	小学三年级2、3
		小学四年级1、2
		小学五年级1、2、3
		小学六年级2、3、4
1152	庞各庄镇第一中心小学	小学三年级3、4
		小学四年级2、4
		小学五年级2、4
		小学六年级1、3
1153	北京市大兴区孙村学校	初中一年级1、2、3、4
		初中二年级1、2
		初中三年级1、2
1154	首都师范大学大兴附属中学	初中一年级1、2
		初中二年级1、2
		初中三年级1、2
1155		高中一年级3、4、5
		高中二年级5、6、7
		高中三年级1～6

怀柔区

学校编码	学校名称	抽样班级
1161	怀柔区第一小学	小学三年级3
		小学四年级6
		小学五年级8
		小学六年级1
1162	庙城学校	小学三年级1
		小学四年级1
		小学五年级1
		小学六年级1
1164		初中一年级3、4
		初中二年级1、2
		初中三年级1、2
1163	首都师范大学附属红螺寺中学	初中一年级5、6
		初中二年级5、6
		初中三年级2、3
1165	怀柔第一中学	高中一年级15、16
		高中二年级3、4
		高中三年级3、4

平谷区

学校编码	学校名称	抽样班级
1171	东交民巷小学马坊分校	小学三年级3、6
		小学四年级4、7
		小学五年级1、3
		小学六年级1、3
1172	北京市平谷区第六小学	小学三年级4、7
		小学四年级5、6
		小学五年级8、9
		小学六年级4、5
1173	北京师范大学附属中学平谷第一分校	初中一年级1、2
		初中二年级1、2
		初中三年级1、2
1174	北京市平谷区第五中学	初中一年级9、10
		初中二年级9、10
		初中三年级9、10
1175	北京市平谷区第五中学	高中一年级1、2、3
		高中二年级1、3、4
		高中三年级1～4

密云区

学校编码	学校名称	抽样班级
1181	穆家峪镇中心小学	小学三年级1、2
		小学四年级1、2、3
		小学五年级1、2、3
		小学六年级1、2、3
1182	北京市密云区第六小学	小学三年级6
		小学四年级1
		小学五年级1
		小学六年级4
1183	密云区新农村中学	初中一年级1、2
		初中二年级1、2
		初中三年级1、2、3
1185		高中一年级5、6、8
		高中二年级3、4、6、7
		高中三年级3、4、5
1184	密云区第六中学	初中一年级12
		初中二年级12、13
		初中三年级12

延庆区

学校编码	学校名称	抽样班级
1191	延庆第四小学	小学三年级4、8
		小学四年级1、6
		小学五年级5、6
		小学六年级4、7
1192	西屯中心小学	小学三年级1、4
		小学四年级1、3、5
		小学五年级1、4、5
		小学六年级2～5
1193	北京市延庆区十一中学	初中一年级1、2
		初中二年级1、2
		初中三年级1、2
1194	北京市延庆区第二中学	初中一年级1、5
		初中二年级1、7
		初中三年级2、7
1195		高中一年级1、2、3
		高中二年级1、3、4
		高中三年级1、3、4

附录B　现场工作要求

一、调查前动员准备

1. 确定调查学校，并上报给市疾控联络员（上报表格见表B-1）。

2. 现场宣传与动员，解释调查内容及程序，调查对象签署知情同意书。

3. 调查人员分组，准备调查问卷。

4. 准备腰围和血压测量用品及场所。

5. 调查前一周，参与调查的学生及家长的饮食、活动应与平常无异，如遇长假等生活习惯改变较大的情况，应待调查对象恢复日常作息至少一周后，方可进行调查。

二、学校基本信息表

表B-1　学校基本信息表

区	学校名称	类型	调查学段	所属街道（乡镇）

注：学校类型选项：1独立小学，2独立初中，3独立高中，4小学初中一贯制，5初中高中一贯制，6小学至高中一贯制。

调查学段选项：1小学，2初中，3高中。

附录C　学龄儿童营养素养与饮食行为调查问卷（小学三年级及以上）

你的学校________________　年级_______　班级_____　顺序号_______

基本信息：

你的性别：①男　②女

民族：_________

出生日期：_____年____月____日（公历）

是否住校：①是　②否

食物营养素养：

1．你是否赞同以下想法或行为？	非常不赞同	不赞同	一般	赞同	非常赞同
（1）我的健康和行为应该由家长来决定	①	②	③	④	⑤
（2）儿童期合理营养与成年后健康密切相关	①	②	③	④	⑤
（3）蔬菜水果营养价值差不多，可以互换	①	②	③	④	⑤
（4）乳饮料属于奶制品	①	②	③	④	⑤
（5）人的饮食行为会影响自然环境	①	②	③	④	⑤
（6）有虫眼的蔬菜、水果证明农药残留少	①	②	③	④	⑤
（7）剩饭要彻底加热后才能吃	①	②	③	④	⑤
（8）没吃完的菜应及时放冰箱，不要等冷却	①	②	③	④	⑤
（9）厨房切生肉的案板洗净后就能切熟肉	①	②	③	④	⑤
（10）早饭时间不饿就不吃了，中午多吃点就行	①	②	③	④	⑤
（11）餐厅（包括外卖）食物种类多样，比家庭食物更有营养	①	②	③	④	⑤
（12）蔬菜、水果应该占每天摄入食物的一半（重量）	①	②	③	④	⑤
（13）奶是只有婴幼儿才必需的食物	①	②	③	④	⑤

续　表

1. 你是否赞同以下想法或行为?	非常不赞同	不赞同	一般	赞同	非常赞同
（14）我正在长身体，要尽量多吃肉	①	②	③	④	⑤
（15）用酱或酱油替代食盐有利于健康	①	②	③	④	⑤
（16）不渴的时候不用喝水	①	②	③	④	⑤
（17）运动后应该喝运动（电解质）饮料	①	②	③	④	⑤
（18）小孩胖一点不影响健康	①	②	③	④	⑤
（19）一边吃饭一边看手机/电视可以一举两得	①	②	③	④	⑤
（20）吃饭快慢对健康影响不大	①	②	③	④	⑤
2. 根据自己的实际情况，在对应的序号处打√	**非常不符合**	**不符合**	**一般**	**符合**	**非常符合**
（1）我关注营养健康相关的信息	①	②	③	④	⑤
（2）我会主动和家人/同伴讨论营养健康相关信息	①	②	③	④	⑤
（3）我选择食物时会受食品广告的影响	①	②	③	④	⑤
（4）我知道家附近售卖新鲜蔬菜、水果的超市/市场	①	②	③	④	⑤
（5）我对中国饮食文化很感兴趣	①	②	③	④	⑤
（6）我会做一些中国传统美食（饺子、汤圆等）	①	②	③	④	⑤
（7）我通常自己决定吃什么食物	①	②	③	④	⑤
（8）我在选择食物时总会考虑是否营养	①	②	③	④	⑤
（9）我会陪同家人去超市/市场购买食物	①	②	③	④	⑤
（10）我会从健康的角度建议家庭食物种类，如多蔬菜水果、少油炸和甜食	①	②	③	④	⑤
（11）我在家里或学校种植过农作物（蔬菜等）	①	②	③	④	⑤

续 表

2. 根据自己的实际情况，在对应的序号处打√	非常不符合	不符合	一般	符合	非常符合
（12）我会规划食物，很少浪费食物	①	②	③	④	⑤
（13）我购买食品时关注包装上的食品标签	①	②	③	④	⑤
（14）我会和家人一起做饭（择菜、烹饪、清洗等）	①	②	③	④	⑤
（15）我吃东西前洗手	①	②	③	④	⑤
（16）没有体育课时（如周末和假期），我也会去运动	①	②	③	④	⑤
（17）我至少每周会测量一次体重	①	②	③	④	⑤
（18）我会遵守餐桌礼仪（长者先、不喧闹、不乱翻饭菜、帮助收拾餐具等）	①	②	③	④	⑤

3. 下列农作物和食物对应<u>错误</u>的是？

①土豆和薯条 ②小麦和馒头 ③红薯和粉条 ④高粱和爆米花 ⑤水稻和大米

4. 连一连：参考示例，将左边的食物和右边的食物分类正确连线

①土豆	蔬菜水果类
②鲤鱼	谷薯杂豆类
③冰糖 ——	大豆类和坚果
④西兰花	—— 纯能量食物
⑤黄豆豆浆	动物性食物

5. 以下食物及其富含的营养素对应错误的是：

①动物肝脏—维生素A ②米饭—碳水化合物 ③橘子—维生素C ④鸡肉—钙

6. 数一数你昨天吃了多少种食物？（如芹菜牛肉包子里面可能含面粉、牛肉、芹菜3种食物，调味料除外）

①0～3种 ②4～7种 ③8～11种 ④12种及以上

续　表

7．通常情况下，你每餐吃饭大约要花多长时间？

早餐：__________分钟，午餐：__________分钟，晚餐：__________分钟

8．中国居民平衡膳食宝塔最底下的一层是什么？

①蔬菜水果　②动物性食物　③谷薯类　④奶豆类　⑤不清楚

9．如果同学想约你去吃路边摊烧烤，周边环境并不卫生，你会怎么做？

①既然同学邀请，就吃一次没问题，还是去吧

②烧烤那么好吃，当然要吃了

③劝说朋友去吃别的，路边摊烧烤不健康、不卫生

④借口有事不去

10．假如你的家人患有较严重的糖尿病，听别人劝说正准备停药吃保健品，你会怎么做？

①仔细阅读保健品说明书或咨询商家，看是否适合家人

②吃药有副作用，而保健品没有，家人应该听劝

③建议家人咨询医生、营养师或其他专业人士再决定

④我不懂，不给建议

11．

（1）假设今天是2019年6月1日，你在家里找到了这三种牛奶，你会喝哪一种？

纯牛奶

生产日期：2019年5月20日

保质期：室温14天

①

鲜牛奶

生产日期：2019年5月26日

保质期：室温3天

②

高钙奶

生产日期：2019年4月29日

保质期：室温30天

③

续　表

（2）你觉得以下哪种牛奶**更适合超重、肥胖的人**？

①品种1　②品种2　③不清楚

品种1营养成分表

项目	每100毫升	营养素参考值% /NRV%
能量	265千焦（kJ）	3%
蛋白质	3.5克（g）	6%
脂肪	3.4克（g）	6%
碳水化合物	4.7克（g）	2%
钠	40毫克（mg）	2%
钙	122毫克（mg）	15%

品种2营养成分表

项目	每100毫升	营养素参考值% /NRV%
能量	182千焦（kJ）	2%
蛋白质	3.0克（g）	5%
脂肪	1.3克（g）	2%
碳水化合物	4.9克（g）	2%
钠	72毫克（mg）	4%
钙	125毫克（mg）	16%

（3）（**小学三、四年级跳过此题**）上题的食品营养标签中，**"营养素参考值%/NRV%"**是指100克/毫升该食品所含营养成分占每日参考摄入量的**百分比**。那么，如果只喝**品种2**的牛奶来摄入钙，那喝多少就可以满足我们一天需要的钙？（估算即可）

①200毫升左右　②400毫升左右　③600毫升左右　④不清楚怎么算

续　表

12.（**小学三、四年级跳过此题**）《中国居民膳食指南》建议每天吃200～350克的水果，以下哪个选项**不能**达到推荐量？（图中330毫升易拉罐为参照物）

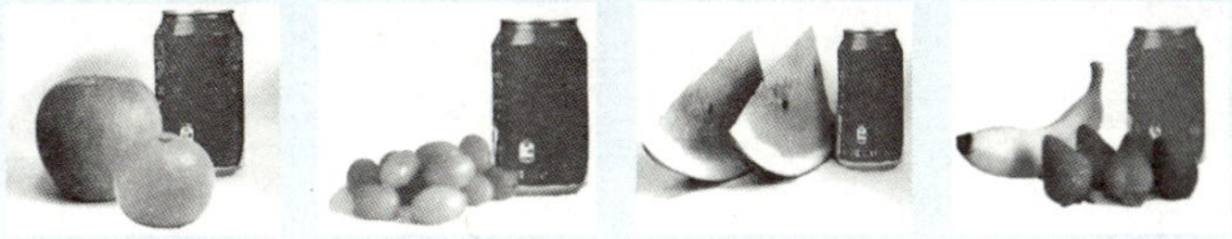

①一个苹果和一只桔子　②15颗葡萄　③两块西瓜　④一根香蕉和五颗草莓

13. 你认为以下哪种是比较健康的零食？

①薯片　②蜜枣　③酸奶　④奶茶　⑤蛋糕

14. 你觉得自己的体重状况（体型）如何？

①很瘦　②偏瘦　③适中　④超重　⑤肥胖

15. 你对自己的体重状况（体型）满意吗？

①非常不满意 ②不满意 ③一般 ④满意 ⑤非常满意

16.（**小学三、四年级跳过此题**）BMI是用来评价体重/体型的常用指标，其计算公式为BMI＝体重（kg）/[身高（m）]^2

小兰8岁，体重为28.8kg，身高为1.20m，已知8岁女孩BMI超过19.4kg/m^{2}属于肥胖，你来判断一下她是否肥胖呢？

①是　②不是　③不清楚

近1个月来，你的饮食行为：

	从不	偶尔	有时	经常	总是
我很容易就吃饱了	0	1	2	3	4
我胃口很大	0	1	2	3	4
我会剩饭	0	1	2	3	4
饭还没吃完我就饱了	0	1	2	3	4
如果饭前吃了零食，我就不吃饭了	0	1	2	3	4

续 表

	从不	偶尔	有时	经常	总是
我吃饭很慢	0	1	2	3	4
我吃完一顿饭需要很长时间（>30分钟）	0	1	2	3	4
我吃饭比别人快	0	1	2	3	4
我吃饭时会越吃越慢	0	1	2	3	4
我喜欢尝试新食物	0	1	2	3	4
我喜欢的食物种类多样	0	1	2	3	4
即使没有吃过的食物我也很感兴趣	0	1	2	3	4
我会拒绝品尝没吃过的食物	0	1	2	3	4
即使没有品尝就会判断是不喜欢的食物	0	1	2	3	4
吃饭时总是不满意	0	1	2	3	4
我总是想吃东西	0	1	2	3	4
我经常吃得太多（超过自己需要）	0	1	2	3	4
如果可以，我会常常嘴里咀嚼东西	0	1	2	3	4
如果可以，我会大部分时间都在吃东西	0	1	2	3	4
即使吃饱了，我也会吃喜欢的食物	0	1	2	3	4
我享受吃饭过程	0	1	2	3	4
我喜爱食物	0	1	2	3	4
我对食物感兴趣	0	1	2	3	4
我期待进餐时间	0	1	2	3	4
我总是想喝饮料	0	1	2	3	4
如果可以，我会常喝饮料	0	1	2	3	4

续　表

	从不	偶尔	有时	经常	总是
如果可以，我会喝一整天	0	1	2	3	4
我心烦意乱时会吃得少一些	0	1	2	3	4
我生气时会吃得少一些	0	1	2	3	4
我劳累时会吃得少一些	0	1	2	3	4
我开心时会吃得多一些	0	1	2	3	4
我紧张时会吃得多一些	0	1	2	3	4
我生气时会吃得多一些	0	1	2	3	4
我焦虑时会吃得多一些	0	1	2	3	4
我无事可做时会吃得多一些	0	1	2	3	4
我非常关注吃的东西	0	1	2	3	4
我会故意吃有利于控制/减轻体重的食物	0	1	2	3	4
偶尔吃得过多时，之后会比平时少吃一些	0	1	2	3	4
为避免长胖，我实际吃得比想吃得会少一些	0	1	2	3	4
为了控制体重，我尽量在两餐之间不吃东西	0	1	2	3	4
为了控制体重，我晚餐后一般不吃东西	0	1	2	3	4
我吃东西的时候会考虑对体重的影响	0	1	2	3	4

过去1周内，你吃了几次以下食物：

	每天都吃	不是每天吃	
主食（谷薯杂豆类等）	①____次/天	②______次/周	③没有吃
杂粮（小米、玉米、燕麦、全麦等）	①____次/天	②______次/周	③没有吃

续 表

	每天都吃	不是每天吃	
薯类（土豆、红薯、紫薯、芋头等）	①____次/天	②______次/周	③没有吃
杂豆（绿豆、红豆、芸豆等）	①____次/天	②______次/周	③没有吃
蔬菜（包括菌藻类）	①____次/天	②______次/周	③没有吃
深色蔬菜（绿色、橙黄色等）	①____次/天	②______次/周	③没有吃
菌类（平菇、香菇、金针菇等）	①____次/天	②______次/周	③没有吃
藻类（海带、紫菜等）	①____次/天	②______次/周	③没有吃
水果	①____次/天	②______次/周	③没有吃
深色水果（红色、黄色、橙色等）	①____次/天	②______次/周	③没有吃
畜肉（猪牛羊肉等）	①____次/天	②______次/周	③没有吃
禽肉（鸡鸭肉等）	①____次/天	②______次/周	③没有吃
动物内脏（动物肝脏、动物血制品等）	①____次/天	②______次/周	③没有吃
水产动物（鱼虾蟹贝等）	①____次/天	②______次/周	③没有吃
海产动物（带鱼、金枪鱼、三文鱼等）	①____次/天	②______次/周	③没有吃
蛋类（鸡蛋、鸭蛋、鹌鹑蛋等）	①____次/天	②______次/周	③没有吃
奶制品（鲜奶、酸奶、奶粉、奶酪等）	①____次/天	②______次/周	③没有吃
大豆制品（豆腐、豆浆、豆腐脑、豆干等）	①____次/天	②______次/周	③没有吃
甜食（糖果、糕点等）	①____次/天	②______次/周	③没有吃
含糖饮料	①____次/天	②______次/周	③没有吃

续　表

	每天都吃	不是每天吃	
油炸食品（包括薯片、薯条等）	①____次/天	②_____次/周	③没有吃
早餐	①____次/天	②_____次/周	③没有吃
零食	①____次/天	②_____次/周	③没有吃
睡前1小时内吃零食	①____次/天	②_____次/周	③没有吃
外出就餐	①____次/天	②_____次/周	③没有吃
西式快餐	①____次/天	②_____次/周	③没有吃
饮酒	①____次/天	②_____次/周	③没有吃
和家人一起吃饭			
上学日（周一至周五）	①____次/天	②_____次/周	③没有吃
周末（周六、日）	①____次/天	②_____次/周	③没有吃

其他健康危险行为：

过去一周的上学日，你早餐的地点通常是_____（序号）、午餐是_____（序号）、晚餐是_____（序号） ①学校　②家里　③餐厅或外卖　④小饭桌　⑤不吃
过去一周的上学日，你平均每天吃几顿饭： 正餐_________顿，加餐________次
过去一周内，你常吃的零食是（可多选）： ①水果　②奶制品　③坚果　④糖果、糕点、雪糕等甜食　⑤含糖饮料 ⑥高脂肪食品　⑦其他_________________
过去一周内，你平均每天喝多少毫升饮用水（包括白水、瓶装饮用水、饮料、自泡茶）： ①500～1000毫升　②1000～1500毫升　③1500～2000毫升 ④2000～2500毫升

续　表

你几岁开始饮酒（不包括抿一小口）？①________岁　②我不饮酒
过去一周内，你连续静坐超过1小时的情况如何？（静坐：如在学校和家中坐在桌前学习，坐着或躺着看电脑、手机、书、听音乐等） 上学日：______（序号），周末：______（序号） ①没有这种情况　②每天有1～2次　③每天有3～4次　④每天≥5次
过去一周内，你有几天的累计**身体活动**时间超过60分钟？（包括日常活动、游戏玩耍、体育运动等感觉**有点吃力、呼吸和心跳加快的活动**）：______天
过去一周内，你平均每天**白天户外活动**时间为： 上学日：______（序号），周末：______（序号） ①＜30分钟　②30分钟～1小时　③1～2小时　④≥2小时
过去一周内，你平均每天有多长时间是看**屏幕学习**？（电视、手机、电脑、平板、游戏机等）： 上学日：______小时______分钟，周末：______小时______分钟
过去一周内，你平均每天有多长时间看**屏幕娱乐**（包括游戏）？（电视、手机、电脑、平板、游戏机等）： 上学日：______小时______分钟，周末：______小时______分钟
过去一周内，你平均每天的睡眠时间（包括白天和晚上）为： 上学日：______小时______分钟，周末：______小时______分钟
过去一个月内，你接触被动吸烟的情况是： ①每天　②4～6天/周　③1～3天/周　④无接触

附录D 学龄儿童家庭食物环境调查问卷

基本信息：

目前孩子的主要照护人（可多选）： ①母亲 ②父亲 ③祖父母 ④其他亲友______ ⑤保姆 您是孩子的主要照护者吗？①是 ②否 您与孩子的关系：______________
母亲婚姻状况：①已婚 ②未婚 ③离异 ④其他________ 民族：__________ 出生日期：______年____月____日（公历） 身高：__________厘米 体重：________公斤 母亲和孩子生活在一起吗？ ①是 ②否，外出工作或其他原因____________
父亲婚姻状况：①已婚 ②未婚 ③离异 ④其他________ 民族：__________ 出生日期：______年____月____日（公历） 身高：__________厘米 体重：________公斤 父亲和孩子生活在一起吗？ ①是 ②否，外出工作或其他原因____________
受教育水平：母亲______（填写序号），父亲______（序号），或其他主要照护者______（序号） ①未接受正规学校教育 ②小学未毕业 ③小学毕业 ④初中毕业 ⑤高中/中专/技校 ⑥大专毕业 ⑦本科毕业 ⑧研究生及以上 职业：母亲________（填写序号），父亲__________（序号），或其他主要照护者________（序号） ①党政机关、国家机关、群团和社会组织、企事业单位负责人 ②专业技术人员 ③办事人员和有关人员 ④社会生产服务和生活服务人员 ⑤农、林、牧、渔业生产及辅助人员 ⑥生产制造及有关人员 ⑦军人 ⑧在校学生 ⑨不便分类的其他从业人员 ⑩未就业 ⑪离退休人员 户口类型：母亲______（填写序号），父亲________（序号），或其他主要照护者______（序号） ①城镇户口 ②农业户口

续 表

家庭人口：________个孩子（本调查对象排行第________），________口人，________代人共同居住
家庭食物支出占家庭总支出的比例是： ①30%及以下 ②>30%～40% ③>40%～50% ④>50%～60% ⑤60%以上
在过去一年里，带着孩子一起外出旅行的次数（旅行时长超过一天）？ ①1次也没有 ②1次 ③2次 ④3次 ⑤4次及以上
您家有几辆轿车（非经营用）？ ①没有 ②1辆 ③2辆 ④3辆 ⑤4辆及以上
您的孩子是否有单独的卧室？ ①有 ②孩子们共享卧室 ③和大人一个卧室

儿童健康状况：

您会定期给孩子测量身高、体重吗？ ①会 ②不会
您觉得孩子的体重（体型）如何？ ①很瘦 ②偏瘦 ③适中 ④超重 ⑤肥胖
您对自己孩子的体重状况（体型）满意吗？ ①非常不满意 ②不满意 ③一般 ④满意 ⑤非常满意

家庭提供食物：

近一个月来，家里是否经常给孩子提供以下食物：	从不	很少	有时	经常	总有
甜食（糖果、糕点、冰激凌、菜肴加糖等）	①	②	③	④	⑤
含糖饮料（包括含糖果汁但不包含100%纯果汁）	①	②	③	④	⑤
高脂肪食物（肥肉、油炸食品、人造黄油等）	①	②	③	④	⑤

续　表

近一个月来，家里是否经常给孩子提供以下食物：	从不	很少	有时	经常	总有
高盐食物（酱制或腌制食物、熟食肉类、香肠等）	①	②	③	④	⑤
新鲜蔬菜（包括菌藻类）	①	②	③	④	⑤
新鲜水果（包括不加糖的鲜榨果汁）	①	②	③	④	⑤
薯类及粗杂粮（包括红豆、芸豆等杂豆类）	①	②	③	④	⑤
乳类及制品（鲜牛乳、酸奶等，不包括含乳饮料）	①	②	③	④	⑤

家庭养育模式：

近一个月来，您是否有如下情况：	从不	很少	有一半时间	大多数时候	总是
我负责孩子在家的饮食	①	②	③	④	⑤
我负责决定孩子吃多少（食物分量）	①	②	③	④	⑤
我负责决定孩子吃什么（食物种类）	①	②	③	④	⑤
我必须保证孩子不会吃太多甜食（糖果、糕点、冰激凌等）	①	②	③	④	⑤
我必须保证孩子不会吃太多高脂食品（油炸食品、肥肉等）	①	②	③	④	⑤
我必须保证孩子不会吃太多他/她特别喜欢吃的食品	①	②	③	④	⑤
我有意识地不让孩子接触某些食品	①	②	③	④	⑤
我总是让孩子必须吃光他/她碗里所有的饭菜	①	②	③	④	⑤

续 表

近一个月来，您是否有如下情况：	从不	很少	有一半时间	大多数时候	总是
我必须特别小心，以确保孩子吃饱	①	②	③	④	⑤
即使孩子说不饿，我也会强迫他/她吃	①	②	③	④	⑤
如果我不管，孩子会吃得很少	①	②	③	④	⑤
我会监督孩子少吃甜食	①	②	③	④	⑤
我会监督孩子少吃零食（薯片、饼干等）	①	②	③	④	⑤
我会监督孩子少吃高脂食品（油炸食品、肥肉等）	①	②	③	④	⑤
我会监督孩子少喝饮料	①	②	③	④	⑤
如果孩子表现好，我会奖励给他/她甜食（糖果、冰激凌、糕点等）	①	②	③	④	⑤
我会给他/她喜欢的食品，以鼓励孩子好好表现	①	②	③	④	⑤
当我不在孩子身边时，我会担心孩子吃得太多	①	②	③	④	⑤
我担心孩子为了保持理想体重而节制饮食	①	②	③	④	⑤
我担心孩子超重	①	②	③	④	⑤

家庭食物规则：

您家里是否有以下要求或规定（对全体家庭成员）：	总是要求	经常要求	一般	较少要求	从不要求
规定每餐的进食分量	①	②	③	④	⑤
无特殊情况，家人要一起吃饭	①	②	③	④	⑤
吃饭的时候不能看电视/电脑/手机等电子屏幕	①	②	③	④	⑤

续 表

您家里是否有以下要求或规定（对全体家庭成员）：	总是要求	经常要求	一般	较少要求	从不要求
限制吃甜食（糖果、冰激凌、糕点等）	①	②	③	④	⑤
限制喝含糖饮料	①	②	③	④	⑤
限制吃油炸食品和肥肉	①	②	③	④	⑤
限制吃零食	①	②	③	④	⑤
限制在外就餐和外卖食品	①	②	③	④	⑤
多吃鱼类（如每周至少一次）	①	②	③	④	⑤
多吃水果（如每天至少吃一次）	①	②	③	④	⑤
多吃粗杂粮	①	②	③	④	⑤
孩子要和大人一起准备餐食、清洗餐具	①	②	③	④	⑤

家庭饮食行为：

	没有	1～2天	3～4天	5～6天	每天
过去一周内家人一起在家吃饭	①	②	③	④	⑤
过去一周内家人一起在外就餐或点外卖	①	②	③	④	⑤
	从未	**极少**	**偶尔**	**经常**	**总是**
在家吃饭时，家人会一边吃饭一边看电子屏幕（电视/平板/手机等）	①	②	③	④	⑤
在家吃饭时，家人会讨论营养与健康话题	①	②	③	④	⑤
跟孩子一起吃饭时，大人会有意识地或尽量做到健康饮食行为	①	②	③	④	⑤

续 表

在家吃饭时，一顿饭所需花费的平均时间（不包括准备餐饭的时间）？ ①1.5小时以上 ②1～1.5小时 ③0.5～1小时 ④15～30分钟 ⑤不足15分钟
家里**最常用**的烹调方式是________（填写序号），其次是______（序号），然后是______（序号）。 ①蒸、煮 ②焖、炖 ③煎、炸 ④炒 ⑤熏烤

主要照护者营养健康素养：

	非常不符合	不符合	一般	符合	非常符合
我购买食物的时候会查看外包装上的食品标签	①	②	③	④	⑤
看到相互矛盾的营养健康建议时，我会觉得困惑，不知道该怎么做	①	②	③	④	⑤
日常膳食中我会注意荤素搭配	①	②	③	④	⑤
摄入高糖（如甜点饮料）、高脂肪食物（如油炸食品）能让我心情愉悦	①	②	③	④	⑤
当我心情不好或无聊的时候，会吃高脂肪、高糖食物	①	②	③	④	⑤
我希望减少食物摄入来控制体重，朋友或家人劝我进食的时候，我能拒绝	①	②	③	④	⑤
比起蔬菜水果，我觉得高糖、高脂肪食物的味道更好	①	②	③	④	⑤
《中国居民膳食指南》推荐平均每天至少需要摄入多少种食物？ ①不知道 ②12种 ③25种 ④30种					

续　表

有以下两个品种的牛奶，观察它们的营养成分表，您觉得哪个品种更适合超重、肥胖的人？ ①品种1　②品种2　③不清楚

品种1营养成分表

项目	每100毫升	营养素参考值% /NRV%
能量	182千焦（kJ）	2%
蛋白质	3.0克（g）	5%
脂肪	1.3克（g）	2%
碳水化合物	4.9克（g）	2%
钠	72毫克（mg）	4%
钙	125毫克（mg）	16%

品种2营养成分表

项目	每100毫升	营养素参考值% /NRV%
能量	265千焦（kJ）	3%
蛋白质	3.5克（g）	6%
脂肪	3.4克（g）	6%
碳水化合物	4.7克（g）	2%
钠	40毫克（mg）	2%
钙	122毫克（mg）	15%

您认为孩子需要加餐或吃零食吗？ ①不需要，一日三餐就好　②需要
您觉得孩子每天<u>至少</u>应该有多长时间中等强度（有点吃力、呼吸心跳加快）以上身体活动？ ①30分钟　②1小时　③1.5小时　④2小时　⑤3小时

续　表

您觉得孩子**非学习目的（游戏或娱乐）**使用电子产品每天累计不宜超过多长时间？ ①30分钟　②1小时　③2小时
您觉得孩子每天**至少**要保证多长时间睡眠？ ①6小时　②7小时　③8小时　④9小时　⑤10小时
您会定期给孩子测量身高、体重吗？ ①是，上次测量是在______年______月　②否
在过去1年内，您是否接受过儿童营养相关健康教育课程或指导？ ①是　②否

社区食物环境：

您家庭周边步行可及（如500米）范围内是否有如下食品商店：	有，且很方便	有，但不方便	没有	不知道
大中型超市	①	②	③	④
自由市场或菜市场	①	②	③	④
便利店	①	②	③	④
西式快餐店	①	②	③	④
综合性中餐厅	①	②	③	④

附录E 医学体检表

学生编码ID

1．学生学校：__________　　年级：__________

班级：__________　　顺序号：__________

2．出生日期：______年 ______月______日

3．性别：①男　②女

4．体检日期：______年 ______月______日

5．身高（cm）：__________

6．体重（kg）：__________

7．血红蛋白（g/L）：__________

8．裸眼视力

左眼：__________　　右眼：__________

9．龋齿：______颗（包括已填充的龋齿）

10．腰围（cm）

第1次测量：______　　第2次测量：______

11. 血压（mmHg）

测量次数	收缩压	舒张压
第一次	□□□	□□□
第二次	□□□	□□□
第三次	□□□	□□□

调查员签字：__________

审核员签字：__________

附录F　中小学生营养素养水平主要调查结果

表F-1　不同年级中小学生营养素养水平

年级	样本量	营养素养各维度达标人数（*n*）和达标率（%）				营养素养达标人数（*n*）和达标率（%）
		食物知识	选择食物	制作食物	摄入食物	
男生						
小三	796	279（35.1）	252（31.7）	272（34.2）	396（49.7）	237（29.8）
小四	791	356（45.0）	326（41.2）	337（42.6）	346（43.7）	287（36.3）
小五	761	306（40.2）	227（29.8）	303（39.8）	301（39.6）	224（29.4）
小六	729	358（49.1）	257（35.3）	252（34.6）	280（38.4）	240（32.9）
初一	750	298（39.7）	176（23.5）	238（31.7）	175（23.3）	154（20.5）
初二	746	328（44.0）	202（27.1）	273（36.6）	191（25.6）	181（24.3）
初三	698	298（42.7）	149（21.3）	198（28.4）	155（22.2）	139（19.9）
高一	756	293（38.8）	150（19.8）	221（29.2）	107（14.2）	121（16.0）
高二	682	256（37.5）	128（18.8）	176（25.8）	107（15.7）	112（16.4）
高三	580	207（35.7）	89（15.3）	160（27.6）	110（19.0）	92（15.9）
小计	7289	2979（40.9）	1956（26.8）	2430（33.3）	2168（29.7）	1787（24.5）

续　表

年级	样本量	营养素养各维度达标人数（n）和达标率（%）				营养素养达标人数（n）和达标率（%）
		食物知识	选择食物	制作食物	摄入食物	
女生						
小三	802	260（32.4）	299（37.3）	283（35.3）	440（54.9）	262（32.7）
小四	767	352（45.9）	336（43.8）	325（42.4）	405（52.8）	302（39.4）
小五	758	309（40.8）	199（26.3）	295（38.9）	346（45.6）	251（33.1）
小六	764	361（47.3）	260（34.0）	282（36.9）	338（44.2）	270（35.3）
初一	744	314（42.2）	200（26.9）	243（32.7）	234（31.5）	174（23.4）
初二	777	383（49.3）	214（27.5）	252（32.4）	246（31.7）	202（26.0）
初三	698	345（49.4）	177（25.4）	237（34.0）	219（31.4）	176（25.2）
高一	690	289（41.9）	143（20.7）	210（30.4）	157（22.8）	143（20.7）
高二	727	296（40.7）	117（16.1）	194（26.7）	159（21.9）	112（15.4）
高三	692	290（41.9）	128（18.5）	170（24.6）	179（25.9）	143（20.7）
小计	7419	3199（43.1）	2073（27.9）	2491（33.6）	2723（36.7）	2035（27.4）

续 表

年级	样本量	营养素养各维度达标人数（*n*）和达标率（%）				营养素养达标人数（*n*）和达标率（%）
		食物知识	选择食物	制作食物	摄入食物	
男女生						
小三	1598	539（33.7）	551（34.5）	555（34.7）	836（52.3）	499（31.2）
小四	1558	708（45.4）	662（42.5）	662（42.5）	751（48.2）	589（37.8）
小五	1519	615（40.5）	426（28.0）	598（39.4）	647（42.6）	475（31.3）
小六	1493	719（48.2）	517（34.6）	534（35.8）	618（41.4）	510（34.2）
初一	1494	612（41.0）	376（25.2）	481（32.2）	409（27.4）	328（22.0）
初二	1523	711（46.7）	416（27.3）	525（34.5）	437（28.7）	383（25.1）
初三	1396	643（46.1）	326（23.4）	435（31.2）	374（26.8）	315（22.6）
高一	1446	582（40.2）	293（20.3）	431（29.8）	264（18.3）	264（18.3）
高二	1409	552（39.2）	245（17.4）	370（26.3）	266（18.9）	224（15.9）
高三	1272	497（39.1）	217（17.1）	330（25.9）	289（22.7）	235（18.5）
合计	14708	6178（42.0）	4029（27.4）	4921（33.5）	4891（33.3）	3822（26.0）

表F-2 不同地区中小学生营养素养水平

地区	样本量	营养素养各维度达标人数（*n*）和达标率（%）				营养素养达标人数（*n*）和达标率（%）
		食物知识	选择食物	制作食物	摄入食物	
男生						
城区	2512	1047（41.7）	624（24.8）	879（35.0）	703（28.0）	560（22.3）
郊区	4777	1932（40.4）	1332（27.9）	1551（32.5）	1465（30.7）	1227（25.7）
小计	7289	2979（40.9）	1956（26.8）	2430（33.3）	2168（29.7）	1787（24.5）
女生						
城区	2574	1202（46.7）	660（25.6）	939（36.5）	893（34.7）	688（26.7）
郊区	4845	1997（41.2）	1413（29.2）	1552（32.0）	1830（37.8）	1347（27.8）
小计	7419	3199（43.1）	2073（27.9）	2491（33.6）	2723（36.7）	2035（27.4）
男女生						
城区	5086	2249（44.2）	1284（25.2）	1818（35.7）	1596（31.4）	1248（24.5）
郊区	9622	3929（40.8）	2745（28.5）	3103（32.2）	3295（34.2）	2574（26.8）
合计	14708	6178（42.0）	4029（27.4）	4921（33.5）	4891（33.3）	3822（26.0）

表 F-3　不同社会人口学特征中小学生营养素养水平

社会人口学特征	样本量	营养素养各维度达标人数（n）和达标率（%）				营养素养达标人数（n）和达标率（%）
		食物知识	选择食物	制作食物	摄入食物	
家庭孩子数						
独生子女	8813	3741（42.4）	2378（27.0）	2954（33.5）	2884（32.7）	2259（25.6）
非独生子女	5760	2388（41.5）	1618（28.1）	1930（22.5）	1965（34.1）	1535（26.6）
主要照护者						
父母	14301	6036（42.2）	3920（27.4）	4796（33.5）	4766（33.3）	3729（26.1）
（外）祖父母	233	82（35.2）	67（28.8）	81（34.8）	76（32.6）	57（24.5）
其他	39	11（28.2）	9（23.1）	7（17.9）	7（17.9）	8（20.5）
主要照护者受教育水平						
初中及以下	1231	408（33.1）	282（22.9）	333（27.1）	331（26.9）	232（18.8）
高中/中专/技校	2875	1082（37.6）	627（21.8）	834（29.0）	794（27.6）	597（20.8）

续　表

社会人口学特征	样本量	营养素养各维度达标人数（*n*）和达标率（%）				营养素养达标人数（*n*）和达标率（%）
		食物知识	选择食物	制作食物	摄入食物	
大专	3409	1408（41.3）	908（26.6）	1136（33.3）	1090（32.0）	884（25.9）
本科及以上	7058	3231（45.8）	2179（30.9）	2581（36.3）	2634（37.3）	2081（29.5）
家庭食物支出占总支出比例						
≤30%	4206	1875（44.6）	1206（28.7）	1476（35.1）	1450（34.5）	1180（28.1）
＞30%～40%	6093	2495（40.9）	1643（27.0）	1999（32.8）	1982（32.5）	1537（25.2）
＞40%～50%	2836	1148（40.5）	756（26.7）	920（32.4）	929（32.8）	696（24.5）
＞50%～60%	1027	438（42.6）	278（27.1）	351（34.2）	348（33.9）	266（25.9）
＞60%	411	173（42.1）	113（27.5）	138（33.6）	140（34.1）	115（28.0）
合计	14573	6129（42.1）	3996（27.4）	4884（33.5）	4849（33.3）	3794（26.0）

附录G 中小学生家庭食物环境主要调查结果

表G-1 不同年级中小学生家庭食物环境情况

年级	样本量	家庭食物环境各维度及格人数（*n*）和及格率（%）					家庭食物环境及格人数（*n*）和及格率（%）
		家庭食物可获得性	家庭喂养模式	家庭食物规则	家庭饮食行为	照护者营养健康素养	
男生							
小三	772	618（80.1）	232（30.1）	487（63.1）	605（78.4）	298（38.6）	437（56.6）
小四	761	624（82.0）	226（29.7）	475（62.4）	605（79.5）	321（42.2）	415（54.5）
小五	732	591（80.7）	223（30.5）	438（59.8）	568（77.6）	315（43.0）	405（55.3）
小六	706	548（77.6）	240（34.0）	425（60.2）	567（80.3）	294（41.6）	393（55.7）
初一	733	550（75.0）	220（30.0）	392（53.5）	549（74.9）	272（37.1）	365（49.8）
初二	728	543（74.6）	230（31.6）	389（53.4）	542（74.5）	326（44.8）	397（54.5）
初三	683	474（69.4）	199（29.1）	312（45.7）	506（74.1）	281（41.1）	318（46.6）
高一	735	493（67.1）	202（27.5）	281（38.2）	477（64.9）	279（38.0）	289（39.3）
高二	668	447（66.9）	178（26.6）	235（35.2）	420（62.9）	249（37.3）	230（34.4）
高三	567	326（57.5）	93（16.4）	193（34.0）	290（51.1）	175（30.9）	157（27.7）
小计	7085	5214（73.6）	2043（28.8）	3627（51.2）	5129（72.4）	2810（39.7）	3406（48.1）

续 表

年级	样本量	家庭食物环境各维度及格人数（n）和及格率（%）					家庭食物环境及格人数（n）和及格率（%）
		家庭食物可获得性	家庭喂养模式	家庭食物规则	家庭饮食行为	照护者营养健康素养	
女生							
小三	785	669（85.2）	237（30.2）	499（63.6）	648（82.5）	294（37.5）	454（57.8）
小四	759	609（80.2）	225（29.6）	482（63.5）	597（78.7）	317（41.8）	436（57.4）
小五	745	618（83.0）	238（31.9）	450（60.4）	602（80.8）	347（46.5）	436（58.5）
小六	742	598（80.6）	220（29.6）	409（55.1）	592（79.8）	328（44.2）	403（54.3）
初一	732	575（78.6）	251（34.3）	393（53.7）	561（76.6）	310（42.3）	386（52.7）
初二	762	599（78.6）	238（31.2）	373（49.0）	578（75.9）	381（50.0）	404（53.0）
初三	689	533（77.4）	198（28.7）	320（46.4）	499（72.4）	300（43.5）	329（47.8）
高一	670	484（72.2）	195（29.1）	233（34.8）	435（64.9）	286（42.7）	257（38.4）
高二	714	505（70.7）	206（28.9）	253（35.4）	459（64.3）	285（39.9）	253（35.4）
高三	680	504（74.1）	202（29.7）	220（32.4）	378（55.6）	245（36.0）	231（34.0）
小计	7278	5694（78.2）	2210（30.4）	3632（49.9）	5349（73.5）	3093（42.5）	3589（49.3）

续 表

年级	样本量	家庭食物环境各维度及格人数（*n*）和及格率（%）					家庭食物环境及格人数（*n*）和及格率（%）
		家庭食物可获得性	家庭喂养模式	家庭食物规则	家庭饮食行为	照护者营养健康素养	
男女生							
小三	1557	1287（82.7）	469（30.1）	986（63.3）	1253（80.5）	592（38.0）	891（57.2）
小四	1520	1233（81.1）	451（29.7）	957（63.0）	1202（79.1）	638（42.0）	851（56.0）
小五	1477	1209（81.9）	461（31.2）	888（60.1）	1170（79.2）	662（44.8）	841（56.9）
小六	1448	1146（79.1）	460（31.8）	834（57.6）	1159（80.0）	622（43.0）	796（55.0）
初一	1465	1125（76.8）	4711（32.2）	785（53.6）	1110（75.8）	582（39.7）	751（51.3）
初二	1490	1142（76.6）	468（31.4）	762（51.1）	1120（75.2）	707（47.4）	801（53.8）
初三	1372	1007（73.4）	397（28.9）	632（46.1）	1005（73.3）	581（42.3）	647（47.2）
高一	1405	977（69.5）	397（28.3）	514（36.6）	912（64.9）	565（40.2）	546（38.9）
高二	1382	952（68.9）	384（27.8）	488（35.3）	879（63.6）	534（38.6）	483（34.9）
高三	1247	830（66.6）	295（23.7）	413（33.1）	668（53.6）	420（33.7）	388（31.1）
合计	14363	10908（75.9）	4253（29.6）	7259（50.5）	10478（73.0）	5903（41.1）	6995（48.7）

表G-2　不同地区中小学生家庭食物环境情况

地区	样本量	家庭食物环境各维度及格人数（n）和及格率（%）					家庭食物环境及格人数（n）和及格率（%）
		家庭食物可获得性	家庭喂养模式	家庭食物规则	家庭饮食行为	照护者营养健康素养	
男生							
城区	2408	1911（79.4）	767（31.9）	1291（53.6）	1769（73.5）	1066（44.3）	1279（53.1）
郊区	4677	3303（70.6）	1276（27.3）	2336（49.9）	3360（71.8）	1744（37.3）	2127（45.5）
小计	7085	5214（73.6）	2043（28.8）	3627（51.2）	5129（72.4）	2810（39.7）	34066（48.1）
女生							
城区	2500	2052（82.1）	790（31.6）	1286（51.4）	1841（73.6）	1106（44.2）	1303（52.1）
郊区	4778	3642（76.2）	1420（29.7）	2346（49.1）	3508（73.4）	1987（41.6）	2286（47.8）
小计	7278	5694（78.2）	2210（30.4）	3632（49.9）	5349（73.5）	3093（42.5）	3589（49.3）
男女生							
城区	4908	3963（80.7）	1557（31.7）	2577（52.5）	3610（73.6）	2172（44.3）	2582（52.6）
郊区	9455	6945（73.5）	2696（28.5）	4682（49.5）	6868（72.6）	3731（39.5）	4413（46.7）
合计	14363	10908（75.9）	4253（29.6）	7259（50.5）	10478（73.0）	5903（41.1）	6995（48.7）

表G-3　不同社会人口学特征中小学生家庭食物环境情况

社会人口学特征	样本量	家庭食物环境各维度及格人数（*n*）和及格率（%）					家庭食物环境及格人数（*n*）和及格率（%）
		家庭食物可获得性	家庭喂养模式	家庭食物规则	家庭饮食行为	照护者营养健康素养	
家庭孩子数							
独生子女	8610	6546（76.0）	2659（30.9）	4212（48.9）	6185（71.8）	3518（40.9）	4104（47.7）
非独生子女	5640	4279（75.9）	1557（27.6）	2980（52.8）	4215（74.7）	2345（41.6）	2832（50.2）
主要照护者							
父母	13987	10643（76.1）	4160（29.7）	7083（50.6）	10233（73.2）	5772（41.3）	6831（48.8）
（外）祖父母	224	165（73.7）	47（21.0）	99（44.2）	143（63.8）	81（36.2）	92（41.1）
其他	39	17（43.6）	9（23.1）	10（25.6）	24（61.5）	10（25.6）	13（33.3）
主要照护者受教育水平							
初中及以下	1209	808（66.8）	303（25.1）	524（43.3）	836（69.1）	437（36.1）	480（39.7）
高中/中专/技校	2825	1995（70.6）	741（26.2）	1241（43.9）	1961（69.4）	1107（39.2）	1183（41.9）

续　表

社会人口学特征	样本量	家庭食物环境各维度及格人数（n）和及格率（%）					家庭食物环境及格人数（n）和及格率（%）
		家庭食物可获得性	家庭喂养模式	家庭食物规则	家庭饮食行为	照护者营养健康素养	
大专	3345	2510（75.0）	1026（30.7）	1681（50.3）	2418（72.3）	1330（39.8）	1617（48.3）
本科及以上	6871	5512（80.2）	2146（31.2）	3746（54.5）	5185（75.5）	2989（43.5）	3656（53.2）
家庭食物支出占总支出比例							
≤30%	4097	3194（78.0）	1212（29.6）	2094（51.1）	3040（74.2）	1718（41.9）	2042（49.8）
＞30%～40%	5971	4548（76.2）	1759（29.5）	2972（49.8）	4333（72.6）	2434（40.8）	2887（48.4）
＞40%～50%	2776	2048（73.8）	800（28.8）	1393（50.2）	2009（72.4）	1127（40.6）	1331（47.9）
＞50%～60%	1005	748（74.4）	308（30.6）	528（52.5）	736（73.2）	419（41.7）	482（48.0）
＞60%	401	287（71.6）	137（34.2）	205（51.1）	282（70.3）	165（41.1）	194（48.4）

附录H 中小学生饮食行为主要调查结果

表H-1 不同年级中小学生粗杂粮摄入频率及其分布

年级	样本量	不吃		每天＜1次		每天≥1次	
		人	%	人	%	人	%
男生							
小三	789	28	3.5	195	24.7	566	71.7
小四	784	14	1.8	158	20.2	612	78.1
小五	744	19	2.6	136	18.3	589	79.2
小六	719	22	3.1	137	19.1	560	77.9
初一	739	25	3.4	176	23.8	538	72.8
初二	740	22	3.0	181	24.5	537	72.6
初三	696	28	4.0	166	23.9	502	72.1
高一	753	40	5.3	164	21.8	549	72.9
高二	679	32	4.7	141	20.8	506	74.5
高三	580	19	3.3	137	23.6	424	73.1
小计	7223	249	3.4	1591	22.0	5383	74.5
女生							
小三	794	19	2.4	222	28.0	553	69.6
小四	761	8	1.1	173	22.7	580	76.2
小五	743	18	2.4	172	23.1	553	74.4
小六	759	10	1.3	208	27.4	541	71.3
初一	741	21	2.8	242	32.7	478	64.5
初二	774	23	3.0	214	27.6	537	69.4
初三	690	16	2.3	217	31.4	457	66.2

续　表

年级	样本量	不吃		每天＜1次		每天≥1次	
		人	%	人	%	人	%
高一	686	20	2.9	225	32.8	441	64.3
高二	726	19	2.6	235	32.4	472	65.0
高三	682	25	3.7	185	27.1	472	69.2
小计	7356	179	2.4	2093	28.5	5084	69.1
男女生							
小三	1583	47	3.0	417	26.3	1119	70.7
小四	1545	22	1.4	331	21.4	1192	77.2
小五	1487	37	2.5	308	20.7	1142	76.8
小六	1478	32	2.2	345	23.3	1101	74.5
初一	1480	46	3.1	418	28.2	1016	68.6
初二	1514	45	3.0	395	26.1	1074	70.9
初三	1386	44	3.2	383	27.6	959	69.2
高一	1439	60	4.2	389	27.0	990	68.8
高二	1405	51	3.6	376	26.8	978	69.6
高三	1262	44	3.5	322	25.5	896	71.0
合计	14579	428	2.9	3684	25.3	10467	71.8

表H-2 不同年级中小学生水果摄入频率及其分布

年级	样本量	不吃		每天＜1次		每天≥1次	
		人	%	人	%	人	%
男生							
小三	763	62	8.1	112	14.7	589	77.2
小四	763	11	1.4	111	14.5	641	84.0
小五	733	25	3.4	84	11.5	624	85.1
小六	705	21	3.0	66	9.4	618	87.7
初一	728	26	3.6	139	19.1	563	77.3
初二	728	24	3.3	123	16.9	581	79.8
初三	682	27	4.0	113	16.6	542	79.5
高一	744	31	4.2	157	21.1	556	74.7
高二	667	42	6.3	138	20.7	487	73.0
高三	574	31	5.4	103	17.9	440	76.7
小计	7087	300	4.2	1146	16.2	5641	79.6
女生							
小三	769	39	5.1	120	15.6	610	79.3
小四	744	22	3.0	80	10.8	642	86.3
小五	731	25	3.4	70	9.6	636	87.0
小六	745	28	3.8	77	10.3	640	85.9
初一	726	19	2.6	132	18.2	575	79.2
初二	760	15	2.0	145	19.1	600	78.9
初三	680	19	2.8	118	17.4	543	79.9

续　表

年级	样本量	不吃		每天<1次		每天≥1次	
		人	%	人	%	人	%
高一	681	22	3.2	126	18.5	533	78.3
高二	717	28	3.9	147	20.5	542	75.6
高三	668	25	3.7	145	21.7	498	74.6
小计	7221	242	3.4	1160	16.1	5819	80.6
男女生							
小三	1532	101	6.6	232	15.1	1199	78.3
小四	1507	33	2.2	191	12.7	1283	85.1
小五	1464	50	3.4	154	10.5	1260	86.1
小六	1450	49	3.4	143	9.9	1258	86.8
初一	1454	45	3.1	271	18.6	1138	78.3
初二	1488	39	2.6	268	18.0	1181	79.4
初三	1362	46	3.4	231	17.0	1085	79.7
高一	1425	53	3.7	283	19.9	1089	76.4
高二	1384	70	5.1	285	20.6	1029	74.3
高三	1242	56	4.5	248	20.0	938	75.5
合计	14308	542	3.8	2306	16.1	11460	80.1

表H-3　不同年级中小学生蔬菜摄入频率及其分布

年级	样本量	不吃		每天<1次		每天≥1次	
		人	%	人	%	人	%
男生							
小三	775	76	9.8	134	17.3	565	72.9
小四	776	54	7.0	115	14.8	607	78.2
小五	736	38	5.2	96	13.0	602	81.8
小六	710	38	5.4	83	11.7	589	83.0
初一	728	39	5.4	120	16.5	569	78.2
初二	732	31	4.2	98	13.4	603	82.4
初三	686	29	4.2	86	12.5	571	83.2
高一	751	32	4.3	100	13.3	619	82.4
高二	673	32	4.8	78	11.6	563	83.7
高三	574	20	3.5	70	12.2	484	84.3
小计	7141	389	5.4	980	13.7	5772	80.8
女生							
小三	775	61	7.9	151	19.5	563	72.6
小四	744	36	4.8	118	15.9	590	79.3
小五	730	36	4.9	75	10.3	619	84.8
小六	752	36	4.8	113	15.0	603	80.2
初一	730	46	6.3	120	16.4	564	77.3
初二	771	25	3.2	103	13.4	643	83.4
初三	679	28	4.1	93	13.7	558	82.2

续　表

年级	样本量	不吃		每天＜1次		每天≥1次	
		人	%	人	%	人	%
高一	677	22	3.2	80	11.8	575	84.9
高二	718	23	3.2	91	12.7	604	84.1
高三	673	24	3.6	91	13.5	558	82.9
小计	7249	337	4.6	1035	14.3	5877	81.1
男女生							
小三	1550	137	8.8	285	18.4	1128	72.8
小四	1520	90	5.9	233	15.3	1197	78.8
小五	1466	74	5.0	171	11.7	1221	83.3
小六	1462	74	5.1	196	13.4	1192	81.5
初一	1458	85	5.8	240	16.5	1133	77.7
初二	1503	56	3.7	201	13.4	1246	82.9
初三	1365	57	4.2	179	13.1	1129	82.7
高一	1428	54	3.8	180	12.6	1194	83.6
高二	1391	55	4.0	169	12.1	1167	83.9
高三	1247	44	3.5	161	12.9	1042	83.6
合计	14390	726	5.0	2015	14.0	11649	81.0

表H-4 不同年级中小学生奶制品摄入频率及其分布

年级	样本量	不吃		每天＜1次		每天≥1次	
		人	%	人	%	人	%
男生							
小三	776	39	5.0	180	23.2	557	71.8
小四	775	34	4.4	155	20.0	586	75.6
小五	739	30	4.1	138	18.7	571	77.3
小六	708	26	3.7	132	18.6	550	77.7
初一	732	36	4.9	139	19.0	557	76.1
初二	736	21	2.9	154	20.9	561	76.2
初三	689	26	3.8	139	20.2	524	76.1
高一	750	31	4.1	175	23.3	544	72.5
高二	676	32	4.7	146	21.6	498	73.7
高三	577	35	6.1	133	23.1	409	70.9
小计	7158	310	4.3	1491	20.8	5357	74.8
女生							
小三	779	28	3.6	201	25.8	550	70.6
小四	754	26	3.4	158	21.0	570	75.6
小五	731	25	3.4	124	17.0	582	79.6
小六	752	21	2.8	140	18.6	591	78.6
初一	732	31	4.2	170	23.2	531	72.5
初二	770	24	3.1	176	22.9	570	74.0
初三	683	16	2.3	171	25.0	496	72.6

续 表

年级	样本量	不吃		每天＜1次		每天≥1次	
		人	%	人	%	人	%
高一	685	38	5.5	176	25.7	471	68.8
高二	724	32	4.4	200	27.6	492	68.0
高三	677	32	4.7	187	27.6	458	67.7
小计	7287	273	3.7	1703	23.4	5311	72.9
男女生							
小三	1555	67	4.3	381	24.5	1107	71.2
小四	1529	60	3.9	313	20.5	1156	75.6
小五	1470	55	3.7	262	17.8	1153	78.4
小六	1460	47	3.2	272	18.6	1141	78.2
初一	1464	67	4.6	309	21.1	1088	74.3
初二	1506	45	3.0	330	21.9	1131	75.1
初三	1372	42	3.1	310	22.6	1020	74.3
高一	1435	69	4.8	351	24.5	1015	70.7
高二	1400	64	4.6	346	24.7	990	70.7
高三	1254	67	5.3	320	25.5	867	69.1
合计	14445	583	4.0	3194	22.1	10668	73.9

表H-5 不同年级中小学生大豆制品摄入频率及其分布（每周）

年级	样本量	不吃		每周≥1次	
		人	%	人	%
男生					
小三	785	195	24.8	590	75.2
小四	782	120	15.3	662	84.7
小五	739	109	14.7	630	85.3
小六	713	99	13.9	614	86.1
初一	738	115	15.6	623	84.4
初二	737	96	13.0	641	87.0
初三	691	91	13.2	600	86.8
高一	750	108	14.4	642	85.6
高二	678	101	14.9	577	85.1
高三	577	69	12.0	508	88.0
小计	7190	1103	15.3	6087	84.7
女生					
小三	788	171	21.7	617	78.3
小四	752	128	17.0	624	83.0
小五	743	134	18.0	609	82.0
小六	752	148	19.7	604	80.3
初一	740	158	21.4	582	78.6
初二	772	136	17.6	636	82.4
初三	688	117	17.0	571	83.0

续 表

年级	样本量	不吃		每周≥1次	
		人	%	人	%
高一	686	133	19.4	553	80.6
高二	724	100	13.8	624	86.2
高三	676	117	17.3	559	82.7
小计	7321	1342	18.3	5979	81.7
男女生					
小三	1573	366	23.3	1207	76.7
小四	1534	248	16.2	1286	83.8
小五	1482	243	16.4	1239	83.6
小六	1465	247	16.9	1218	83.1
初一	1478	273	18.5	1205	81.5
初二	1509	232	15.4	1277	84.6
初三	1379	208	15.1	1171	84.9
高一	1436	241	16.8	1195	83.2
高二	1402	201	14.3	1201	85.7
高三	1253	186	14.8	1067	85.2
合计	14511	2445	16.8	12066	83.2

表H-6　不同年级中小学生菌藻类摄入频率及其分布（每周）

年级	样本量	不吃		每周≥1次	
		人	%	人	%
男生					
小三	791	113	14.3	678	85.7
小四	785	84	10.7	701	89.3
小五	747	86	11.5	661	88.5
小六	716	78	10.9	638	89.1
初一	739	103	13.9	636	86.1
初二	738	75	10.2	663	89.8
初三	693	75	10.8	618	89.2
高一	754	80	10.6	674	89.4
高二	680	87	12.8	593	87.2
高三	580	53	9.1	527	90.9
小计	7223	834	11.5	6389	88.5
女生					
小三	791	87	11.0	704	89.0
小四	755	63	8.3	692	91.7
小五	742	58	7.8	684	92.2
小六	757	70	9.2	687	90.8
初一	742	77	10.4	665	89.6
初二	773	73	9.4	700	90.6
初三	692	68	9.8	624	90.2

续 表

年级	样本量	不吃		每周≥1次	
		人	%	人	%
高一	688	56	8.1	632	91.9
高二	725	56	7.7	669	92.3
高三	681	60	8.8	621	91.2
小计	7346	668	9.1	6678	90.9
男女生					
小三	1582	200	12.6	1382	87.4
小四	1540	147	9.5	1393	90.5
小五	1489	144	9.7	1345	90.3
小六	1473	148	10.0	1325	90.0
初一	1481	180	12.2	1301	87.8
初二	1511	148	9.8	1363	90.2
初三	1385	143	10.3	1242	89.7
高一	1442	136	9.4	1306	90.6
高二	1405	143	10.2	1262	89.8
高三	1261	113	9.0	1148	91.0
合计	14569	1502	10.3	13067	89.7

表H-7 不同年级中小学生水产品摄入频率及其分布（每周）

年级	样本量	不吃		每周≥1次	
		人	%	人	%
男生					
小三	781	256	32.8	525	67.2
小四	778	206	26.5	572	73.5
小五	743	235	31.6	508	68.4
小六	715	205	28.7	510	71.3
初一	737	244	33.1	493	66.9
初二	739	198	26.8	541	73.2
初三	694	177	25.5	517	74.5
高一	753	181	24.0	572	76.0
高二	676	189	28.0	487	72.0
高三	577	145	25.1	432	74.9
小计	7193	2036	28.3	5157	71.7
女生					
小三	785	223	28.4	562	71.6
小四	754	229	30.4	525	69.6
小五	743	218	29.3	525	70.7
小六	756	239	31.6	517	68.4
初一	739	213	28.8	526	71.2
初二	771	242	31.4	529	68.6
初三	689	213	30.9	476	69.1

续 表

年级	样本量	不吃		每周≥1次	
		人	%	人	%
高一	686	199	29.0	487	71.0
高二	724	198	27.3	526	72.7
高三	679	215	31.7	464	68.3
小计	7326	2189	29.9	5137	70.1
男女生					
小三	1566	479	30.6	1087	69.4
小四	1532	435	28.4	1097	71.6
小五	1486	453	30.5	1033	69.5
小六	1471	444	30.2	1027	69.8
初一	1476	457	31.0	1019	69.0
初二	1510	440	29.1	1070	70.9
初三	1383	390	28.2	993	71.8
高一	1439	380	26.4	1059	73.6
高二	1400	387	27.6	1013	72.4
高三	1256	360	28.7	896	71.3
合计	14519	4225	29.1	10294	70.9

表H-8　不同年级中小学生动物肝脏摄入频率及其分布（每周）

年级	样本量	不吃		每周≥1次	
		人	%	人	%
男生					
小三	787	482	61.2	305	38.8
小四	769	405	52.7	364	47.3
小五	746	377	50.5	369	49.5
小六	714	327	45.8	387	54.2
初一	743	335	45.1	408	54.9
初二	738	288	39.0	450	61.0
初三	694	255	36.7	439	63.3
高一	754	252	33.4	502	66.6
高二	680	232	34.1	448	65.9
高三	578	188	32.5	390	67.5
小计	7203	3141	43.6	4062	56.4
女生					
小三	791	505	63.8	286	36.2
小四	747	455	60.9	292	39.1
小五	745	386	51.8	359	48.2
小六	759	435	57.3	324	42.7
初一	740	393	53.1	347	46.9
初二	774	370	47.8	404	52.2
初三	692	329	47.5	363	52.5

续　表

年级	样本量	不吃		每周≥1次	
		人	%	人	%
高一	687	326	47.5	361	52.5
高二	723	310	42.9	413	57.1
高三	684	307	44.9	377	55.1
小计	7342	3816	52.0	3526	48.0
男女生					
小三	1578	987	62.5	591	37.5
小四	1516	860	56.7	656	43.3
小五	1491	763	51.2	728	48.8
小六	1473	762	51.7	711	48.3
初一	1483	728	49.1	755	50.9
初二	1512	658	43.5	854	56.5
初三	1386	584	42.1	802	57.9
高一	1441	578	40.1	863	59.9
高二	1403	542	38.6	861	61.4
高三	1262	495	39.2	767	60.8
合计	14545	6957	47.8	7588	52.2

表H-9 不同年级中小学生含糖饮料摄入频率及其分布（每周）

年级	样本量	不喝		每周≥1次	
		人	%	人	%
男生					
小三	784	247	31.5	537	68.5
小四	777	210	27.0	567	73.0
小五	741	242	32.7	499	67.3
小六	711	178	25.0	533	75.0
初一	738	177	24.0	561	76.0
初二	737	166	22.5	571	77.5
初三	689	157	22.8	532	77.2
高一	750	127	16.9	623	83.1
高二	677	135	19.9	542	80.1
高三	575	143	24.9	432	75.1
小计	7179	1782	24.8	5397	75.2
女生					
小三	790	293	37.1	497	62.9
小四	750	252	33.6	498	66.4
小五	745	254	34.1	491	65.9
小六	755	230	30.5	525	69.5
初一	738	184	24.9	554	75.1
初二	770	160	20.8	610	79.2
初三	691	169	24.5	522	75.5

续　表

年级	样本量	不喝		每周≥1次	
		人	%	人	%
高一	688	142	20.6	546	79.4
高二	723	142	19.6	581	80.4
高三	677	163	24.1	514	75.9
小计	7327	1989	27.1	5338	72.9
男女生					
小三	1574	540	34.3	1034	65.7
小四	1527	462	30.3	1065	69.7
小五	1486	496	33.4	990	66.6
小六	1466	408	27.8	1058	72.2
初一	1476	361	24.5	1115	75.5
初二	1507	326	21.6	1181	78.4
初三	1380	326	23.6	1054	76.4
高一	1438	269	18.7	1169	81.3
高二	1400	277	19.8	1123	80.2
高三	1252	306	24.4	946	75.6
合计	14506	3771	26.0	10735	74.0

表H-10　不同年级中小学生油炸食品摄入频率及其分布（每周）

年级	样本量	不吃		每周≥1次	
		人	%	人	%
男生					
小三	782	251	32.1	531	67.9
小四	778	222	28.5	556	71.5
小五	737	232	31.5	505	68.5
小六	715	221	30.9	494	69.1
初一	738	213	28.9	525	71.1
初二	738	218	29.5	520	70.5
初三	693	188	27.1	505	72.9
高一	752	188	25.0	564	75.0
高二	677	188	27.8	489	72.2
高三	576	174	30.2	402	69.8
小计	7186	2095	29.2	5091	70.8
女生					
小三	790	271	34.3	519	65.7
小四	753	250	33.2	503	66.8
小五	746	227	30.4	519	69.6
小六	757	234	30.9	523	69.1
初一	738	217	29.4	521	70.6
初二	771	215	27.9	556	72.1
初三	688	200	29.1	488	70.9

续　表

年级	样本量	不吃		每周≥1次	
		人	%	人	%
高一	688	144	20.9	544	79.1
高二	725	182	25.1	543	74.9
高三	676	183	27.1	493	72.9
小计	7332	2123	29.0	5209	71.0
男女生					
小三	1572	522	33.2	1050	66.8
小四	1531	472	30.8	1059	69.2
小五	1483	459	31.0	1024	69.0
小六	1472	455	30.9	1017	69.1
初一	1476	430	29.1	1046	70.9
初二	1509	433	28.7	1076	71.3
初三	1381	388	28.1	993	71.9
高一	1440	332	23.1	1108	76.9
高二	1402	370	26.4	1032	73.6
高三	1252	357	28.5	895	71.5
合计	14518	4218	29.1	10300	70.9

表H-11　不同年级中小学生西式快餐摄入频率及其分布（每周）

年级	样本量	不吃		每周≥1次	
		人	%	人	%
男生					
小三	785	499	63.6	286	36.4
小四	772	476	61.7	296	38.3
小五	736	456	62.0	280	38.0
小六	716	435	60.8	281	39.2
初一	744	442	59.4	302	40.6
初二	739	422	57.1	317	42.9
初三	695	406	58.4	289	41.6
高一	753	395	52.5	358	47.5
高二	677	364	53.8	313	46.2
高三	578	321	55.5	257	44.5
小计	7195	4216	58.6	2979	41.4
女生					
小三	790	510	64.6	280	35.4
小四	747	483	64.7	264	35.3
小五	746	488	65.4	258	34.6
小六	756	484	64.0	272	36.0
初一	738	447	60.6	291	39.4
初二	773	461	59.6	312	40.4
初三	693	423	61.0	270	39.0

续　表

年级	样本量	不吃		每周≥1次	
		人	%	人	%
高一	688	358	52.0	330	48.0
高二	724	407	56.2	317	43.8
高三	683	416	60.9	267	39.1
小计	7338	4477	61.0	2861	39.0
男女生					
小三	1575	1009	64.1	566	35.9
小四	1519	959	63.1	560	36.9
小五	1482	944	63.7	538	36.3
小六	1472	919	62.4	553	37.6
初一	1482	889	60.0	593	40.0
初二	1512	883	58.4	629	41.6
初三	1388	829	59.7	559	40.3
高一	1441	753	52.3	688	47.7
高二	1401	771	55.0	630	45.0
高三	1261	737	58.4	524	41.6
合计	14533	8693	59.8	5840	40.2

表H-12　不同年级中小学生早餐摄入频率及其分布

年级	样本量	不吃		不是每天吃		每天吃	
		人	%	人	%	人	%
男生							
小三	781	31	4.0	65	8.3	685	87.7
小四	783	22	2.8	45	5.7	716	91.4
小五	740	22	3.0	44	5.9	674	91.1
小六	711	23	3.2	45	6.3	643	90.4
初一	738	39	5.3	88	11.9	611	82.8
初二	736	30	4.1	78	10.6	628	85.3
初三	692	30	4.3	91	13.2	571	82.5
高一	753	52	6.9	86	11.4	615	81.7
高二	679	29	4.3	73	10.8	577	85.0
高三	577	28	4.9	76	13.2	473	82.0
小计	7190	306	4.3	691	9.6	6193	86.1
女生							
小三	785	27	3.4	47	6.0	711	90.6
小四	757	14	1.8	51	6.7	692	91.4
小五	738	12	1.6	39	5.3	687	93.1
小六	755	24	3.2	41	5.4	690	91.4
初一	737	40	5.4	84	11.4	613	83.2
初二	773	41	5.3	90	11.6	642	83.1
初三	685	33	4.8	68	9.9	584	85.3

续　表

年级	样本量	不吃		不是每天吃		每天吃	
		人	%	人	%	人	%
高一	684	37	5.4	81	11.8	566	82.7
高二	722	24	3.3	96	13.3	602	83.4
高三	674	32	4.7	72	10.7	570	84.6
小计	7310	284	3.9	669	9.2	6357	87.0
男女生							
小三	1566	58	3.7	112	7.2	1396	89.1
小四	1540	36	2.3	96	6.2	1408	91.4
小五	1478	34	2.3	83	5.6	1361	92.1
小六	1466	47	3.2	86	5.9	1333	90.9
初一	1475	79	5.4	172	11.7	1224	83.0
初二	1509	71	4.7	168	11.1	1270	84.2
初三	1377	63	4.6	159	11.5	1155	83.9
高一	1437	89	6.2	167	11.6	1181	82.2
高二	1401	53	3.8	169	12.1	1179	84.2
高三	1251	60	4.8	148	11.8	1043	83.4
合计	14500	590	4.1	1360	9.4	12550	86.6

表H-13 不同年级中小学生零食摄入频率及其分布

年级	样本量	不吃		每天＜1次		每天≥1次	
		人	%	人	%	人	%
男生							
小三	783	199	25.4	369	47.1	215	27.5
小四	778	168	21.6	367	47.2	243	31.2
小五	741	181	24.4	355	47.9	205	27.7
小六	708	160	22.6	308	43.5	240	33.9
初一	739	175	23.7	334	45.2	230	31.1
初二	737	148	20.1	337	45.7	252	34.2
初三	691	151	21.9	305	44.1	235	34.0
高一	752	151	20.1	324	43.1	277	36.8
高二	676	154	22.8	284	42.0	238	35.2
高三	577	137	23.7	227	39.3	213	36.9
小计	7182	1624	22.6	3210	44.7	2348	32.7
女生							
小三	784	167	21.3	426	54.3	191	24.4
小四	751	145	19.3	390	51.9	216	28.8
小五	744	136	18.3	412	55.4	196	26.3
小六	753	117	15.5	426	56.6	210	27.9
初一	731	127	17.4	381	52.1	223	30.5
初二	768	98	12.8	430	56.0	240	31.3
初三	682	109	16.0	351	51.5	222	32.6

续 表

年级	样本量	不吃		每天<1次		每天≥1次	
		人	%	人	%	人	%
高一	685	88	12.8	332	48.5	265	38.7
高二	723	101	14.0	329	45.5	293	40.5
高三	671	82	12.2	298	44.4	291	43.4
小计	7292	1170	16.0	3775	51.8	2347	32.2
男女生							
小三	1567	366	23.4	795	50.7	406	25.9
小四	1529	313	20.5	757	49.5	459	30.0
小五	1485	317	21.3	767	51.6	401	27.0
小六	1461	277	19.0	734	50.2	450	30.8
初一	1470	302	20.5	715	48.6	453	30.8
初二	1505	246	16.3	767	51.0	492	32.7
初三	1373	260	18.9	656	47.8	457	33.3
高一	1437	239	16.6	656	45.7	542	37.7
高二	1399	255	18.2	613	43.8	531	38.0
高三	1248	219	17.5	525	42.1	504	40.4
合计	14474	2794	19.3	6985	48.3	4695	32.4

表H-14　不同年级中小学生食物摄入种类及其分布

年级	样本量	0～3种		4～7种		8～11种		12种及以上	
		人	%	人	%	人	%	人	%
男生									
小三	794	65	8.2	303	38.2	255	32.1	171	21.5
小四	787	58	7.4	260	33.0	255	32.4	214	27.2
小五	760	50	6.6	227	29.9	277	36.4	206	27.1
小六	725	37	5.1	209	28.8	264	36.4	215	29.7
初一	747	40	5.4	277	37.1	266	35.6	164	22.0
初二	744	21	2.8	242	32.5	298	40.1	183	24.6
初三	698	24	3.4	255	36.5	281	40.3	138	19.8
高一	756	39	5.2	222	29.4	315	41.7	180	23.8
高二	682	34	5.0	254	37.2	268	39.3	126	18.5
高三	577	30	5.2	216	37.4	213	36.9	118	20.5
小计	7270	398	5.5	2465	33.9	2692	37.0	1715	23.6

续 表

年级	样本量	0～3种		4～7种		8～11种		12种及以上	
		人	%	人	%	人	%	人	%
女生									
小三	800	81	10.1	283	35.4	257	32.1	179	22.4
小四	765	55	7.2	236	30.8	266	34.8	208	27.2
小五	757	41	5.4	217	28.7	292	38.6	207	27.3
小六	764	31	4.1	186	24.3	297	38.9	250	32.7
初一	744	30	4.0	255	34.3	278	37.4	181	24.3
初二	775	31	4.0	255	32.9	317	40.9	172	22.2
初三	697	25	3.6	229	32.9	299	42.9	144	20.7
高一	688	36	5.2	225	32.7	300	43.6	127	18.5
高二	727	16	2.2	288	39.6	302	41.5	121	16.6
高三	692	20	2.9	268	38.7	277	40.0	127	18.4
小计	7409	366	4.9	2442	33.0	2885	38.9	1716	23.2

续 表

年级	样本量	0～3种		4～7种		8～11种		12种及以上	
		人	%	人	%	人	%	人	%
男女生									
小三	1594	146	9.2	586	36.8	512	32.1	350	22.0
小四	1552	113	7.3	496	32.0	521	33.6	422	27.2
小五	1517	91	6.0	444	29.3	569	37.5	413	27.2
小六	1489	68	4.6	395	26.5	561	37.7	465	31.2
初一	1491	70	4.7	532	35.7	544	36.5	345	23.1
初二	1519	52	3.4	497	32.7	615	40.5	355	23.4
初三	1395	49	3.5	484	34.7	580	41.6	282	20.2
高一	1444	75	5.2	447	31.0	615	42.6	307	21.3
高二	1409	50	3.5	542	38.5	570	40.5	247	17.5
高三	1269	50	3.9	484	38.1	490	38.6	245	19.3
合计	14679	764	5.2	4907	33.4	5577	38.0	3431	23.4

附录I　中小学生健康状况主要调查结果

表I-1　不同年级不同体型中小学生营养素养达标情况

年级	消瘦		正常		超重		肥胖	
	人	%	人	%	人	%	人	%
男生								
小三	12	18.2	114	29.8	40	35.1	68	32.9
小四	14	34.1	112	32.7	62	42.2	88	39.8
小五	15	26.3	80	28.1	36	24.3	77	34.8
小六	11	27.5	100	35.2	47	33.8	65	30.7
初一	5	13.9	74	23.4	42	24.0	28	15.1
初二	10	19.6	86	24.4	39	24.5	45	25.7
初三	12	25.0	61	19.1	29	22.5	34	20.5
高一	8	17.8	63	18.3	24	14.5	23	13.7
高二	10	22.2	42	14.6	28	17.0	30	17.3
高三	5	8.6	35	15.0	30	23.3	17	16.0
小计	102	20.9	767	24.4	377	25.6	475	25.9
女生								
小三	24	28.6	162	34.6	29	33.3	39	28.9
小四	19	38.0	182	39.7	35	37.2	60	43.8
小五	15	31.3	148	33.6	26	29.9	47	33.6
小六	10	29.4	169	37.2	39	35.5	34	28.6
初一	9	37.5	110	23.6	20	19.8	30	26.3
初二	9	26.5	142	29.3	25	20.8	23	17.8
初三	7	18.4	103	25.5	29	28.4	29	24.2

续 表

年级	消瘦		正常		超重		肥胖	
	人	%	人	%	人	%	人	%
高一	15	31.9	92	21.1	17	17.9	15	18.3
高二	7	11.5	79	17.2	11	10.4	15	17.2
高三	8	13.3	81	22.4	20	18.7	25	24.8
小计	123	25.6	1268	28.6	251	24.9	317	27.2
男女生								
小三	36	24.0	276	32.5	69	34.3	107	31.3
小四	33	36.3	294	36.7	97	40.2	148	41.3
小五	30	28.6	228	31.4	62	26.4	124	34.3
小六	21	28.4	269	36.4	86	34.5	99	29.9
初一	14	23.3	184	23.5	62	22.5	58	19.3
初二	19	22.4	228	27.2	64	22.9	68	22.4
初三	19	22.1	164	22.7	58	25.1	63	22.0
高一	23	25.0	155	19.9	41	15.8	38	15.2
高二	17	16.0	121	16.2	39	14.4	45	17.3
高三	13	11.0	116	19.5	50	21.2	42	20.3
合计	225	23.3	2035	26.8	628	25.3	792	26.4

表I-2 不同年级中小学生贫血和血压偏高与营养素养达标情况

年级	贫血				血压					
	是		否		血压偏高		正常血压高值		正常	
	人	%	人	%	人	%	人	%	人	%
男生										
小三	2	66.7	232	30.2	9	31.0	4	17.4	63	28.3
小四	1	50.0	276	36.7	9	29.0	17	39.5	81	37.7
小五	0	0	208	29.4	8	50.0	10	24.4	65	33.2
小六	2	33.3	221	33.1	10	38.5	15	31.3	70	37.0
初一	1	16.7	148	21.0	10	28.6	13	18.6	57	30.3
初二	1	10.0	179	24.6	13	31.1	32	30.2	51	33.8
初三	6	30.0	130	20.2	5	27.8	19	31.1	23	24.0
高一	6	16.7	112	16.3	8	22.9	28	26.2	39	26.0
高二	4	12.5	106	16.6	5	12.5	30	25.4	22	19.1
高三	2	13.3	86	16.8	2	50.0	15	32.6	3	20.0
小计	25	18.9	1698	24.9	79	29.2	183	27.6	474	30.8

续 表

年级	贫血				血压					
	是		否		血压偏高		正常血压高值		正常	
	人	%	人	%	人	%	人	%	人	%
女生										
小三	0	0	254	32.9	7	26.9	4	22.2	92	37.9
小四	2	66.7	293	39.8	15	55.6	13	56.5	91	40.3
小五	2	66.7	234	32.9	5	21.7	14	45.2	79	40.1
小六	8	47.1	244	34.9	12	50.0	13	31.0	93	43.7
初一	6	23.1	163	23.9	7	22.6	15	42.9	71	31.4
初二	12	44.4	187	25.3	12	26.7	16	40.0	62	28.6
初三	9	34.6	159	25.0	3	18.8	7	33.3	44	36.7
高一	3	9.7	136	21.6	5	17.9	8	22.2	68	30.6
高二	4	12.9	108	15.8	8	27.6	8	22.9	56	24.7
高三	7	41.2	127	20.8	2	40.0	16	37.2	29	35.8
小计	53	28.8	1905	27.6	76	29.9	114	35.2	685	34.7

续　表

年级	贫血				血压					
	是		否		血压偏高		正常血压高值		正常	
	人	%	人	%	人	%	人	%	人	%
男女生										
小三	2	33.3	486	31.6	16	29.1	8	19.5	155	33.3
小四	3	60.0	569	38.2	24	41.4	30	45.5	172	39.0
小五	2	40.0	442	31.1	13	33.3	24	33.3	144	36.6
小六	10	43.5	465	34.0	22	44.0	28	31.1	163	40.5
初一	7	21.9	311	22.4	17	25.8	28	26.7	128	30.9
初二	13	35.1	366	24.9	25	30.5	48	32.9	113	30.7
初三	15	32.6	289	22.6	8	23.5	26	31.7	67	31.0
高一	9	13.4	248	18.9	13	20.6	36	25.2	107	28.8
高二	8	12.7	214	16.2	13	18.8	38	24.8	78	22.8
高三	9	28.1	213	18.9	4	44.4	31	34.8	32	33.3
合计	78	24.7	3603	26.3	155	29.5	297	30.1	1159	33.0